DES RÉTRÉCISSEMENS
DE L'URÈTRE,

On trouve à la fin de cet ouvrage, un mémoire de M. Lisfranc sur une nouvelle méthode de pratiquer l'opération de la taille chez la femme. Ce mémoire est accompagné d'une grande planche.

PARIS. — IMPRIMERIE DE RIGNOUX,
imprim. de l'Académie royale de Médecine,
rue des Francs-Bourgeois-S.-Michel, n° 8.

DES RÉTRÉCISSEMENS

DE L'URÈTRE;

THÈSE

SOUTENUE LE 24 FÉVRIER 1824, AU CONCOURS DE L'AGRÉGATION (SECTION DE CHIRURGIE) PRÈS LA FACULTÉ DE MÉDECINE DE PARIS ,

PAR J. LISFRANC,

Membre titulaire de l'Académie royale de Médecine : Chirurgien au Bureau central d'admission des hôpitaux civils ; Professeur particulier de chirurgie et de médecine opératoire ; Membre de la Société de Médecine de Paris, de la Société médicale d'émulation , de la Société des Sciences médicales du département de la Moselle , etc.

TRADUITE DU LATIN , AVEC DES NOTES ,

Par J.-B. VÉSIGNIÉ , Docteur en Médecine de la faculté de Paris , et J.-B. RICARD.

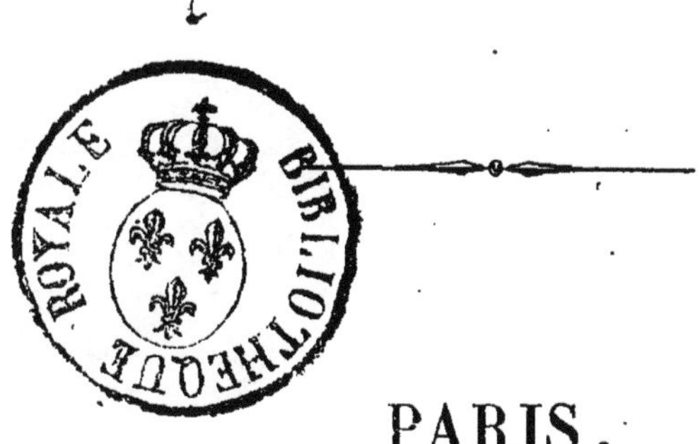

PARIS ,

BÉCHET jeune , Libraire de l'Académie royale de Médecine,
Place de l'École de Médecine , n° 4.

1824.

DES RÉTRÉCISSEMENTS

DE L'URÈTRE

PAR J. LISFRANC

Membre titulaire de l'Académie royale de Médecine, Chirurgien en chef... des hôpitaux civils ; Professeur particulier de chirurgie et de médecine opératoire ; Membre de la Société de Médecine de Paris, de la Société médicale d'émulation, de la Société des sciences médicales du département de la Moselle, etc.

TRADUITE DU LATIN, AVEC DES NOTES,

PAR J.-B. VLSIGNIE, Docteur en Médecine de la faculté de Paris, et J.-B. RICARD.

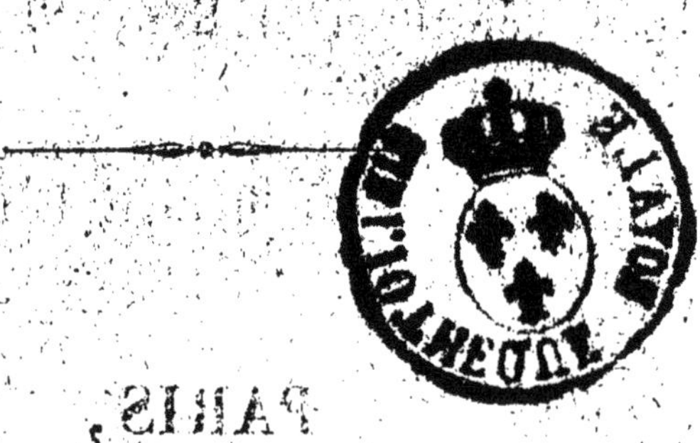

PARIS,

BÉCHET jeune, Libraire de l'Académie royale de Médecine,
Place de l'École de Médecine, n°4

PRÉFACE.

Au moment où des méthodes nouvelles pour guérir les maladies de l'urètre occupent presque tous les praticiens, nous croyons utile de traduire et de livrer au public la thèse que M. *Lisfranc* a soutenue cette année au concours de l'agrégation près la faculté de Médecine de Paris. Ce travail, composé et imprimé en dix jours, traite d'un sujet extrêmement vaste. Son auteur, dans beaucoup de cas, a été obligé de s'exprimer aphoristiquement, il est vrai ; mais cette thèse n'en renferme pas moins beaucoup de faits nouveaux ; et nous pensons qu'en y ajoutant quelques notes, elle peut constituer un livre utile à la science et à l'humanité.

Il ne nous appartient pas de porter un jugement sur cet ouvrage : la manière brillante dont il a été soutenu nous le fait publier avec confiance. Il doit offrir d'autant plus d'intérêt, que nous ne possédons pour ainsi dire pas de traité spécial sur les rétrécissemens de l'urètre. Cette maladie, reléguée dans le chapitre des cause de la rétention d'urine, n'a été pour ainsi dire qu'effleurée dans la plupart des ouvrages de pathologie externe; et il semblerait, d'après la manière dont on la considère, qu'on ne dût y remédier que quand elle arrête complétement le cours du liquide urinaire. Bien qu'on la considère généralement comme une affection très-grave, on n'a presque rien dit pour la prévenir; et son traitement préservatif a été complétement négligé.

La thèse de M. *Lisfranc* comprend trois parties.

La première traite de la description de l'urètre et de son organisation. Si l'auteur s'est plu à donner à cette partie les plus grands détails, on doit lui en savoir gré. En effet, puisque, dans plusieurs méthodes thérapeutiques, le chirurgien porte dans l'urètre des instrumens qui, mal dirigés, produiraient les plus grands ravages, il fallait décrire exactement ce canal, et indiquer chaque point d'une manière minutieuse, afin d'en déduire des applications pratiques. Aujourd'hui la médecine opératoire et l'anatomie sont inséparables; et la première ne marcherait que dans des

sentiers obscurs et dangereux, si elle n'é-
tait éclairée par la connaissance exacte des
parties sur lesquelles elle agit. Quels ravages produirait celui qui ne connaîtrait
ni les inflexions de l'urètre, ni leur situation, ni les altérations que cet organe peut
subir dans l'état morbide! Toutes ces circonstances, indiquées avec soin, ont jeté le
plus grand jour sur l'emploi de certains
moyens ; et chaque point présente une
conséquence utile. Pour en citer un exemple, nous rappellerons ces altérations, ces
changemens de direction que subit la portion prostatique de l'urètre dans certains
états pathologiques. On croyait, d'après
les travaux de *Morgagni*, de *Hunter*, de
Home, que la portion prostatique de ce
canal conservait toujours la même direction, la même courbure : mais des faits
positifs prouvent le contraire; et nous nous
en sommes assuré, en nous livrant aux recherches que l'auteur avait déjà faites. L'indication des sinus accidentels de la région
prostatique offre également le plus grand
intérêt.

Mais la partie anatomique est encore
remarquable par des développemens jus-

qu'alors inconnus sur l'organisation et sur le mode d'accroissement de l'urètre. Ces détails expliquent des faits très-intéressans, qu'on croyait inexplicables, et sont exposés d'après les lois de *l'organogénie* établies par M. *Serres.* En attendant que ce professeur publie ses grandes idées sur les lois organiques, nous croyons faire plaisir aux lecteurs en leur en donnant ici une légère esquisse, extraite des cours qu'il fait dans l'amphithéâtre des hôpitaux.

M. *Serres* établit, comme loi fondamentale de l'organisation, que tous les organes se développent de la circonférence au centre en sens inverse des hypothèses d'*Harvey,* de *Malpighi,* de *Haller,* d'*Albinus,* et de tous les anatomistes.

De cette loi fondamentale dérivent les deux lois de formation de tous les systèmes organiques : ces lois sont, la *loi de symétrie,* et la *loi de conjugaison.*

D'après la loi de symétrie, tous les organes sont primitivement doubles, ou formés de deux parties : ainsi il y a primitivement chez tous les embryons deux demi-rachis osseux, deux sacrum, deux sphénoïdes, l'un droit l'autre gauche; deux ethmoïdes, deux vomers, deux sternum, etc.

Tous les muscles sont doubles dans le principe : ainsi les sphincters et l'orbiculaire des lèvres sont primitivement séparés sur la ligne médiane ; le diaphragme lui-même est formé de deux muscles, l'un droit et l'autre gauche.

Le canal intestinal est primitivement formé de deux lames isolées l'une de l'autre ; la trachée-artère, l'aorte, et même le cœur, offrent cette disposition. La moelle épinière, le cerveau et le cervelet y sont rigoureusement assujétis.

D'après la loi de conjugaison, les deux parties isolées marchent à la rencontre l'une de l'autre, et se réunissent par de doubles engrenures ; ce qui constitue le mécanisme général par lequel se complètent les organes.

En se réunissant, les parties générales ou isolées d'un même système forment les ouvertures et les canaux que l'on remarque sur les différens organes : ainsi les deux lames du canal intestinal forment, par leur réunion, ce long conduit. L'aorte, la trachée-artère, l'urètre, sont formés et développés d'après le même mécanisme.

L'aqueduc de *Fallope*, les canaux demi-
circulaires, les conduits ptérygoïdiens, le
canal dentaire de la machine inférieure,
le canal carotidien, suivent, sans aucune
exception, ce mode général de formation.

Si des nerfs ou des vaisseaux se trouvent
sur la marche des élémens des organes,
ceux-ci s'engrènent autour de ces vaisseaux
ou de ces nerfs, et donnent naissance aux
ouvertures qui leur livrent passage.

Toutes les ouvertures des différens systèmes organiques sont donc des ouvertures
de conjugaison; ainsi les vertèbres, en se
réunissant, donnent naissance, sur les parties
latérales, aux trous de conjugaison. Tous
les trous de la base du crâne sont des trous
de conjugaison, développés par un mécanisme semblable à celui des vertèbres. Le
trou de *Botal* est une ouverture formée de
la même manière. Les deux muscles pri-
mitifs qui constituent le diaphragme s'engrènent autour de la veine-cave inférieure,
de l'aorte, de l'œsophage, et donnent naissance aux ouvertures que ces parties traversent.

Nous ne suivrons pas M. *Serres* dans

l'application qu'il fait de ces lois à toutes les parties des différens systèmes organiques ; mais nous croyons qu'il est important de faire remarquer que ces lois donnent l'explication de toutes les aberrations congéniales des organes. Ainsi, quand le rachis ne se réunit pas en arrière, il y a un spina-bifida postérieur ; s'il ne se réunit pas en avant, il y a un spina-bifida antérieur. Dans ces deux cas, les membranes de la moelle épinière font hernie à travers l'ouverture. Voilà l'explication que l'on a tant cherchée du spina-bifida antérieur de *Benner*. Si l'occipital ne se réunit pas en arrière, il y a hernie du cervelet ; si le frontal ne se réunit pas en avant, il y a hernie des hémisphères cérébraux. Si les maxillaires et les muscles orbiculaires des lèvres ne se réunissent pas, il y a bec-de-lièvre. Si les doubles pièces du sternum ne se réunissent pas, il y a hernie du cœur, ou un hiatus très-apparent le long de la ligne médiane de cet os, comme *Sténon* en a cité une observation, et comme il en existe actuellement encore un autre exemple à l'Hôpital des vénériens de Paris. Les deux parties latérales dont le sternum est alors composé semblent être

xij

articulées entre elles, et jouissent l'une sur
l'autre d'une assez grande mobilité. Si les
deux parties du sacrum ne se réunissent
pas, il y a hernie du rectum à travers cet
os, comme *Georges Lafaye* en rapporte
deux observations, sans pouvoir les expliquer. M. *Serres* a observé ce dernier phénomène deux fois, et M. *Lacoste*, qui
avait suivi le cours de ce professeur, a été
assez heureux pour reconnaître cette hernie sur un enfant et pour en obtenir la
guérison. Cette dernière observation est
consignée dans un des bulletins de la Société
médicale d'émulation de Paris.

En cédant au désir de faire connaître de
si belles idées, que nous venons seulement
d'ébaucher, et dont on voit les applications
importantes, nous ne saurions trop engager M. *Serres* à donner à ces idées tout le
développement qu'elles méritent.

Afin de discuter sur des faits connus la
valeur respective de chaque méthode cura-
tive, il fallait développer les différentes
espèces de rétrécissemens de l'urètre ; c'est
le sujet de la seconde partie.

Le sens du mot *rétrécissement* n'ayant

pas encore été défini, l'auteur a donné lui-même une définition, en considérant son sujet, à l'exemple de *Bell*, dans sa plus grande extension. D'après cette manière de voir, le champ s'est agrandi, et il a dû traiter non-seulement des coarctations organiques, mais encore de celles dont la cause siége au dehors de l'urètre. Il a suivi, pour l'exposé des genres de rétrécissemens, la classification établie par *Desault*; il a ensuite décrit plusieurs espèces et plusieurs variétés qui sont très-importantes sous le rapport de la thérapeutique. Quelques auteurs, comme on le verra, ont voulu diviser les coarctations d'après leur nature; mais cette division, qui serait sans doute très-bonne, si l'on pouvait reconnaître exactement ment sur le vivant les altérations de l'urètre, ne comprend que les rétrécissemens organiques. D'ailleurs l'anatomie pathologique de cette maladie est encore trop peu avancée pour qu'on puisse baser sur elle une classification exacte et méthodique.

Enfin, la troisième partie comprend toute la thérapeutique des coarctations urétrales. L'auteur a, plus que tous ceux qui l'ont devancé, insisté sur le traitement préservatif; et en cela il a rendu un véritable service. Si tous les médecins étaient bien imbus de cette idée, que presque tous les rétrécissemens sont le résultat d'inflammations chroniques, et s'ils s'appliquaient à combattre celles-ci par des moyens énergiques, on ne verrait pas autant de rétentions d'urine. On a trop de confiance dans les ressources de la nature, et trop souvent on abandonne à ses soins des incommodités dont elle peut rarement se débarrasser seule. D'une autre part, on a l'habitude de considérer la maladie dont il est question comme une maladie purement locale; et l'on se borne en conséquence à l'emploi de moyens locaux. Mais si cette proposition est vraie dans le plus grand nombre des cas, la conséquence est fausse dans beaucoup de circonstances. En effet, quoique la maladie soit limitée sur une partie très-peu étendue, elle résiste souvent à toute espèce d'applications; tandis qu'elle cède quand on donne à l'intérieur des médicamens appropriés à la constitution de l'individu, et quand on fait ainsi concourir au même but deux genres de médications. Ici la médecine s'allie à la chirurgie d'une manière intime; et vouloir les séparer, ce serait renoncer à la guérison des malades.

La manière dont M. *Lisfranc* a envisagé son sujet, et le peu de temps qu'il avait pour composer son travail ne lui ayant pas permis de donner aux causes et aux signes des rétrécissemens tous les développemens dont ces points étaient susceptibles, nous avons tâché d'y suppléer par des notes, et nous avons exposé la marche de la maladie, afin d'éclairer le traitement préservatif, et d'indiquer les moyens qu'il convient d'employer dans les diverses périodes de cette affection. Nous avons ensuite ajouté plusieurs considérations sur quelques moyens thérapeutiques recommandés dans le corps de l'ouvrage, pour appuyer par des faits et par des raisonnemens des préceptes antérieurement énoncés. Enfin nous avons terminé par la comparaison des deux méthodes qui aujourd'hui se partagent l'assentiment des praticiens : nous voulons dire le traitement par dilatation, et celui par destruction ou cautérisation. Nous avons parfaitement senti la difficulté de cette dernière question ; mais, persuadé qu'on l'examinait en général d'une manière exclusive, nous l'avons discutée sans prévention, et nous avons présenté en corollaires plusieurs conséquences qui nous ont paru découler naturellement des considérations auxquelles nous nous sommes livrés.

DES RÉTRÉCISSEMENS

DE L'URÈTRE.

DÈs sa naissance la médecine fut le partage
exclusif de l'empirisme, de l'aveugle et funeste
routine ; mais peu à peu des hommes de génie,
dont la nature est toujours trop avare, posè-
rent les indications, les saisirent, et firent de
l'art de guérir un art vraiment salutaire, une
source de bienfaits pour l'humanité. Pour traiter
la question que le sort nous a donnée, tâchons
de suivre la route tracée par ces hommes illus-
tres. Toutefois, dans l'état actuel de la science,
nous laisserions ici une grande lacune, si, comme
presque tous les auteurs modernes, nous ne
nous occupions pas d'abord de l'anatomie de
l'urètre.

CHAPITRE PREMIER.

ANATOMIE.

Sur douze cadavres d'adultes, dont le pénis
a été légèrement allongé, j'ai trouvé la longueur
de l'urètre de neuf à dix pouces ; je l'ai vue de

onze pouces sur un nègre mort récemment de la variole à l'hôpital de la Pitié; ce fait est en opposition avec ce qu'avance M. *Rougier*, qui pense que l'urètre n'a jamais plus de dix pouces. Nous savons comme M. *Wately* que l'urètre peut n'avoir que sept pouces six lignes; quoique cet auteur ait disséqué quarante-huit urètres, il a commis une erreur grave en admettant que le canal urinaire n'à jamais plus de neuf pouces six lignes (1).

Si l'on examine l'urètre derrière et sous l'arcade du pubis, à son origine, on le voit se diriger d'arrière en avant, de haut en bas, en formant une courbure à convexité inférieure; puis ce canal remonte jusqu'au devant de la symphyse pubienne, en formant une légère inflexion, toujours à concavité supérieure, et qui pourrait être représentée par une ligne inclinée en bas, formant un angle de quarante degrés avec l'axe du tronc. Ensuite l'urètre, appuyé sur la face antérieure du scrotum, pour en suivre le plan incliné, offre néanmoins encore une légère convexité inférieure ou postérieure, pour affecter la direction des corps caverneux, au dessous desquels il est logé, et remonter enfin un peu pour s'engager dans

---

(1) An improved method, of treating strictures in the urethra, by Tomas Wately. London, 1816, in-8°, p. 68.

(3)

l'épaisseur du gland (1). Quand les corps caverneux sont sains, si l'on porte la verge vers le pubis, toutes les courbures de l'urètre disparaissent ; abstraction faite de la sous-pubienne. M. *Amusat* (2) conseille, pour atteindre ce but, de placer le pénis dans une position moyenne entre le relâchement et la position qu'affecte cet organe porté sur l'abdomen. Ce principe ne nous paraît pas assez exact ; car tout le monde sait que le pénis sera refoulé plus ou moins en arrière suivant le volume de l'abdomen. Nous croyons d'après ce que nous avons observé sur le cadavre, qu'il vaudrait mieux dire que l'organe doit former avec l'arc du tronc un angle incliné en bas de soixante degrés.

Mais il faut tâcher d'indiquer de la manière la plus rigoureuse possible la dernière courbure de l'urètre que cette position de la verge ne peut effacer, signaler ses variétés dans l'état sain, et dans l'état morbide. Ces mots, *le canal est droit* ou *presque droit*, ayant laissé beaucoup de vague dans mon esprit, j'ai fait les recherches suivantes, qui pourront être de quelque utilité en pratique.

----

(1) Alb. Haller, Disputationum anatomicarum selectarum, vol. III, p. 325.

(2) Archives générales de médecine, tome IV, janvier 1824, page 31.

Sur huit sujets à l'état normal, le rectum et la vessie étant vides, le niveau du point le plus déclive de la portion prostatique de l'urètre a été trouvé deux ou trois lignes au dessous du niveau de la partie la plus déclive de l'orifice interne de ce canal. A l'état morbide, sur quatre sujets dont la prostate était engorgée, quoique la vessie fût très-enfoncée dans le bassin, le niveau du point le plus déclive de la portion prostatique de l'urètre a été trouvé depuis cinq lignes trois quarts jusqu'à sept lignes et demie au dessous du niveau de l'orifice interne du canal. Nous ne doutons pas que ces variétés puissent être plus nombreuses ; de nouvelles recherches le prouveront. Il est aisé de concevoir que, dans le cathétérisme, il faudra plus ou moins relever le bec de la sonde.

Très-étroit chez les enfans, le bassin ne contient pas les organes qu'il doit renfermer plus tard : à mesure seulement que l'accroissement se développe, ces organes sont complétement logés dans la cavité pelvienne. D'ailleurs, chez le fœtus, l'accumulation du méconium dans le dernier intestin (*Chaussier*) soulève la vessie, qui conserve long-temps ensuite des traces de cette disposition. La plupart des auteurs qui ont parlé de la taille chez les enfans sont d'accord sur ce point. Or, il résulte de ces données anatomiques, que la plus grande élévation de la vessie donne lieu à une courbure plus considérable de la partie postérieure de l'urètre, chez les jeunes sujets, comme nous l'avons observé récemment.

L'accumulation des matières stercorales dans le rectum, peut assurément augmenter cette courbure de l'urètre chez les adultes; mais l'état de vacuité de cet intestin ne peut en aucune manière effacer l'excavation que forme la prostate.

M. *Amusat* a dit avec raison que l'insufflation du rectum et de la vessie pouvait, en portant cette dernière en haut, augmenter la courbure de la première portion de l'urètre.

Les observations de M. *Deschamps* qui constatent que l'on peut rencontrer le rectum à gauche; celles de *Camper* qui prouvent que les parties latérales de la prostate peuvent être embrassées par cet intestin, m'ont engagé à faire des recherches sur la disposition de cet organe. Dans le grand nombre de cadavres que j'ai disséqués, il ne m'est arrivé que trois fois de rencontrer le rectum à gauche; dans ce cas l'accumulation des fèces doit moins soulever la prostate et le col de la vessie : au reste, il ne convient jamais de sonder avant d'avoir débarrassé l'intestin des matières qu'il contient.

Les fibres du muscle releveur de l'anus, que l'on nomme improprement muscle de *Wilson*, tendent plutôt à augmenter la courbure de l'urètre qu'à redresser ce canal.

Le poids des viscères abdominaux, l'action du diaphragme sur ces viscères, peuvent déprimer la vessie et la prostate ; mais les muscles releveurs de l'anus et les muscles du périnée se contractant en même temps, il est au moins probable qu'il ne doit alors y avoir aucune dépression de la vessie et de la prostate.

Les injections de cire fondue dans l'intérieur du canal procurent souvent un résultat incertain. La meilleure manière de constater la direction de l'urètre consiste à pratiquer la section du bassin sur l'un des côtés de ce canal, à l'examiner en position, et à l'ouvrir ensuite.

L'urètre est composé de trois portions, la prostatique, la membraneuse et la spongieuse.

Portion prostatique. Sa longueur mesurée sur huit sujets sains n'a varié que de huit à onze lignes. *Ducamp* (1) l'a fixée à douze ou quinze lignes ; M. *Boyer* (2) à quinze ou seize lignes.

Sur quatre cadavres, la longueur de la portion prostatique à l'état pathologique a varié de douze à dix-sept lignes.

La longueur de cette portion sur les cadavres de deux individus, dont l'un était âgé de quatre-vingts ans, l'autre de trente, a présenté les di-

____

(1) Traité des rétentions d'urine , § 24. Paris, 1824.
(2) Traité complet d'anatomie.

mensions suivantes, en procédant d'avant en arrière : chez le premier, à la partie antérieure, quatre lignes; chez le second, trois lignes et demie. Au centre, chez le premier, six lignes; chez le second, cinq lignes et demie; vers le col de la vessie, cinq lignes chez le premier; chez le second, quatre lignes et demie (1).

Sur les huit cadavres sains que nous avons observés, nous avons trouvé la partie antérieure, ainsi que la partie postérieure de la portion prostatique, large de trois à quatre lignes; la partie moyenne large de quatre à cinq lignes et demie. Sur les quatre sujets chez lesquels cette partie du canal était dans un état morbide, la partie antérieure présentait une largeur de deux lignes et demie à quatre lignes; la partie postérieure, de trois à cinq lignes; la partie moyenne, de quatre lignes et demie à cinq lignes. Mais il est évident que ces diamètres doivent offrir de grandes variétés; et l'on voit que la portion prostatique représente deux cônes adossés par leur base, à peu près vers le centre de cette portion.

La région prostatique de l'urètre est entourée par la prostate, seulement dans ses trois quarts inférieurs : le quart supérieur est embrassé par

---

(1) Pratical observations on the treatment of the strictures in the urethra; by Ev. Home. The shird edit., t. I, p. 24. London, 1805.

des fibres musculaires, longitudinales et transversales. La partie du canal qui leur correspond présente une grande épaisseur, et se trouve fixée au pubis par l'aponévrose recto-vésicale ; l'on remarque autour d'elle un grand nombre de vaisseaux sanguins. La prostate (1), vers sa partie antérieure, est beaucoup plus mince antérieurement que postérieurement, d'où résulte une élévation qui forme une espèce de bride transversale très-importante à connaître.

La région du canal, environnée par la prostate, est formée par la membrane muqueuse que viennent fortifier quelques fibres musculaires. La partie supérieure de cette glande, située au dessous du ligament triangulaire de la symphyse, est en rapport avec le pubis, dont elle est séparée par du tissu cellulaire : elle est unie aux branches de cet os par l'aponévrose recto-vésicale. La partie inférieure de la prostate qui renferme les conduits éjaculateurs, s'appuie sur le rectum, dont elle est séparée par du tissu cellulaire (dans lequel *Bichat* a rencontré des concrétions pierreuses); elle est unie aux vésicules séminales par l'aponévrose recto-vésicale; ses faces latérales très-épaisses sont en rapport avec le muscle releveur de l'anus et l'aponévrose recto-vésicale.

---

(1) Amusat. loc. cit.

La face interne de la portion prostatique de l'urètre présente inférieurement le vérumontanum ; les conduits des glandes de *Cowper* s'ouvrent au devant de lui ; sur ses côtés on voit les conduits éjaculateurs, et à sa surface les canaux excréteurs de la prostate. La partie antérieure de cette saillie présente, sur deux pièces que je possède, un sinus assez large pour recevoir l'extrémité d'une sonde d'un diamètre assez grand ; sur les côtés du vérumontanum existent deux culs-de-sac très-profonds chez certains individus. J'ai une pièce qui offre un enfoncement situé entre les deux lobes moyens non réunis de la prostate. Le diamètre antéro-postérieur de ce cul-de-sac est de deux lignes ; son diamètre transversal d'une ligne, et sa profondeur d'une ligne et demie. Cet enfoncement rare, mais que j'ai pourtant plusieurs fois rencontré, se remarque à droite du vérumontanum déformé et incliné à gauche ; l'on conçoit avec quel soin le chirurgien doit suivre la partie inférieure du canal, et avec quelle facilité une sonde droite peut s'introduire dans ces cavités insolites.

Portion membraneuse. Elle s'étend depuis la région prostatique jusqu'à la spongieuse, et jusqu'au bulbe. M. le professeur *Boyer* lui donne un pouce de longueur ; *Ducamp* pense qu'elle n'a que neuf ou dix lignes ; sur douze cadavres nous l'avons vue varier de sept à onze lignes.

Inférieurement, à cause de la présence du bulbe, elle est beaucoup plus courte, et n'a pas plus de quatre à six lignes.

Cette portion, immédiatement après le bulbe, présentait sur le vieillard et sur l'adulte dont il a été fait mention plus haut, d'après *Éverard Home*, une largeur de quatre lignes sur le premier, et de deux lignes et quart sur le second (1); près de la prostate, chez le premier, cinq lignes, et chez le second quatre lignes. Sur douze sujets nous avons trouvé les dimensions suivantes : à la partie antérieure, le diamètre dont il est question était de trois lignes et demie à quatre lignes et demie; à la partie postérieure, de quatre lignes et demie à cinq lignes. Mais immédiatement au dessous de la partie postérieure du bulbe, là où la portion membraneuse passe à travers le ligament périnéal, l'urètre présente, comme il est facile de le reconnaître, une capacité moindre au moins d'une ligne et demie que celle indiquée plus haut; c'est là que les sondes sont souvent arrêtées.

La portion membraneuse de l'urètre est située sous la symphyse du pubis, sous la réunion des corps caverneux; elle est fixée par le ligament antérieur de la vessie et par le muscle de *Wilson*, qui n'est autre chose que les fibres

-----

(1) Il existait un rétrécissement sur ce point.

musculaires du releveur de l'anus, comme l'a indiqué le plus exact de nos anatomistes, M. *Boyer*. Elle est unie par un tissu cellulaire dense au ligament triangulaire de la symphyse, et à l'espace triangulaire que laissent entre eux les corps caverneux. Inférieurement elle est en rapport avec du tissu cellulaire qui la sépare du rectum, avec les glandes de *Cowper*, et avec les muscles transverses du périnée; sur les côtés elle est bornée par la racine des corps caverneux, et par le prétendu muscle de *Wilson*, qui l'embrasse et la fortifie; au dessous sont les glandes de *Cowper*, et un grand nombre de petits vaisseaux que des anatomistes ont considérés comme un tissu spongieux. Plus profondément encore, on rencontre des fibres longitudinales et circulaires, intimement unies entre elles. Quelques auteurs pensent que le ligament périnéal envoie à cette partie du canal une expansion aponévrotique. La portion membraneuse est plus forte et plus épaisse qu'on ne l'a cru jusqu'à présent; néanmoins elle est souvent traversée par le bec de la sonde; je m'en suis convaincu en faisant manœuvrer des opérations sur le cadavre.

Portion spongieuse. Elle forme le reste de l'urètre, et sa largeur varie beaucoup. Chez le vieillard d'*Éverard Home*, à la distance de neuf lignes du méat urinaire, le diamètre de cette portion était de cinq lignes; chez l'adulte, de quatre lignes un quart. A la distance de quatre pouces trois lignes, la largeur était de quatre lignes sur les deux sujets : à six pouces et demi, auprès du bulbe, l'auteur anglais a trouvé sept lignes et sept lignes un quart.

L'orifice externe de l'urètre, dont le grand diamètre est antéro-postérieur, présente une largeur de deux lignes et demie à trois lignes. Sur les douze sujets que nous avons eus à notre disposition, le diamètre de la portion spongieuse nous a paru de cinq à sept lignes à sa partie postérieure; en s'éloignant de ce point, le canal paraît diminuer graduellement jusqu'à la fosse naviculaire, dont quelques anatomistes nient l'existence. D'après ce que nous avons dit, il est facile de comprendre combien l'urètre présente de variétés dans ses dimensions; à notre avis, on peut difficilement avoir quelque chose de fixe à cet égard. En effet, l'idiosyncrasie, l'état parfaitement sain, qu'il est difficile d'apprécier, la position que conserve le cadavre, et celle où se trouvent les organes génitaux au moment de la mort, la difficulté de prendre les mesures, quelque procédé qu'on emploie, font qu'on ne peut obtenir que des résultats probables dont l'utilité est cependant incontestable; il serait superflu d'insister sur ce point.

La portion spongieuse est en rapport supérieurement avec les corps caverneux; elle présente inférieurement un renflement oblong, appelé bulbe, qui offre supérieurement une espèce de cul-de-sac. Les muscles bulbo-caverneux la couvrent ; plus loin, la portion spongieuse est en rapport avec la partie supérieure du dartos, enfin avec la peau de la verge ; elle est terminée par un second renflement qui est le gland. Or, le bulbe est situé à la partie postérieure et inférieure de cette portion ; immédiatement au-devant de lui, le tissu spongieux devient très mince, et conserve ensuite la même épaisseur jusqu'à l'extrémité des corps caverneux, où il s'accroît de nouveau pour former le gland. Ce tissu embrasse toute la circonférence de l'urètre ; il est couvert par une aponévrose qui, après avoir entouré sa surface externe, s'enfonce, selon quelques anatomistes, entre lui et la membrane muqueuse, pour former la partie fibreuse de cette portion du canal. D'autres rejettent cette opinion, et pensent qu'il existe à la surface de la membrane muqueuse une membrane musculaire ; d'autres admettent encore une légère expansion du tissu érectile.

Abstraction faite de ce que nous avons dit sur la face interne de l'urètre, nous remarquerons qu'au gland et à la prostate, la membrane muqueuse ne présente aucun pli ; qu'on en trouve beaucoup au contraire dans les portions membraneuse et spongieuse : qu'il existe supérieurement et inférieurement sur la ligne médiane une ligne blanche qui indique le mode

de développement du canal : que la membrane
muqueuse offre çà et là de petites valvules
transversales semblables à celles des veines :
qu'on observe enfin, à sa surface au devant du
bulbe, les sinus dits de *Morgagni*, qui existent
en grand nombre dans la fosse naviculaire. Les
adhérences de la membrane muqueuse aux
parties sous-jacentes varient suivant les individus : elles sont très-lâches chez quelques personnes; on les trouve toujours plus fortes depuis la base du gland jusqu'à la prostate. L'u-
rètre est très-sujet aux rétrécissemens dans sa
portion membraneuse ; sa structure ne laisse
aucun doute à cet égard. Du reste, on pense
communément que la forme de l'urètre est cy-
lindrique lorsqu'il est vide et appliqué contre
lui-même.

Mais l'urètre est-il contractile au devant de
la portion membraneuse ? ou bien est-il, en
vertu de son élasticité, susceptible de réaction
sur les corps qui le traversent ? Les physiolo-
gistes ne sont pas d'accord sur ce point. Il est
certain que, quand on injecte dans ce canal un
liquide très-émollient, et que l'on comprime
un instant le sommet du gland, si l'on cesse
subitement la pression, le liquide qui n'a pas
pénétré dans la vessie, et qui est soumis par
conséquent à la seule action de l'urètre, est
lancé à une aussi grande distance que s'il était
chassé du réservoir urinaire. On sait d'ailleurs

que, chez les individus qui ont subi la section de la verge contre le pubis, le jet d'urine dépasse à peine le pont de la culotte. L'on sait aussi combien est grande quelquefois la réaction de l'urètre sur les instrumens qui le traversent; cette circonstance fournit un nouvel argument en faveur des rétrécissemens spasmodiques.

Au reste l'urètre peut présenter beaucoup de variétés. On l'a vu double (1) : on a rencontré les uretères s'ouvrant dans l'urètre (2). Les uretères peuvent aboutir dans le rectum (3). Dans ces deux derniers cas la vessie manquait complétement. On rapporte aussi plusieurs observations dans lesquelles l'urètre manquait, ou étant imperforé, où la vessie existant seulement en partie, les urines sortaient involontairement tantôt entre les os pubis, tantôt au dessus d'eux, tantôt par l'ombilic (4). Il serait inutile de parler des vessies multiples. *Desault* a observé un sujet chez lequel le gland était comme fendu ou divisé en deux parties sur les côtés du frein; l'urètre s'ouvrait à cet endroit par une assez

----

(1) Guill. Fabricius, cent. 1, obs. 76.

(2) Binninger, obs. medic. 24, cent. 2.

(3) Transactiones philosoph., vol. VII.

(4) Blasius, part. 4, obs. 6; de Stalpart Vanderviell, t. 2, p. 256; de Bartholin, cent. 2, hist. 65; essais d'Edimbourg, t. 3, p. 257; Journal encyclopédique, août 1756; Journal de Médecine de Paris, t. 5, p. 108, et tome 27, p. 26.

petite fente. On rencontre enfin souvent des exemples d'hypospadias et d'épispadias ; alors il peut exister un rétrécissement de l'orifice externe.

De l'urètre chez la femme. Long de dix à treize lignes, il offre en général une légère courbure dont la concavité est supérieure. Je dis en général, car il est des cas dans lesquels l'orifice externe de ce canal se trouve refoulé dans le vagin, quoique la femme ne soit pas enceinte ; alors la convexité de l'urètre est supérieure. Dans cette circonstance, pour trouver le méat urinaire, on introduit dans le vagin le doigt indicateur demi-fléchi, et l'on exerce une pression de haut en bas, et d'arrière en avant ; ainsi l'on ramène au dehors le méat urinaire, et l'on fait cesser sa courbure accidentelle, qui aurait exigé que l'on dirigeât en bas la concavité de la sonde. Le diamètre du canal est généralement plus large à l'orifice vésical que dans les autres points, et quelquefois plus étroit à l'orifice externe. La capacité de l'urètre chez la femme varie depuis six jusqu'à huit lignes. Ce canal est susceptible d'une très-grande dilatation. L'orifice externe est situé à trois ou quatre lignes de la symphyse pubienne, et sa présence est ordinairement indiquée par un tubercule placé immédiatement au-dessus du vagin. Supérieurement l'urètre correspond à du tissu cellulaire, au muscle constricteur du vagin, plus profondément à une nouvelle couche d'un tissu cellulaire compacte et très-élastique, au ligament triangulaire de la symphyse, et à l'aponévrose recto vésicale. Inférieurement, il repose sur le vagin dans lequel il forme, surtout en avant, une saillie assez remarquable. Près de son orifice externe, il est entouré par une couche assez épaisse de tissu érectile. L'urètre est formé par la membrane muqueuse, qui présente intérieurement des plis longitudinaux, et des orifices de follicules muqueux : l'on trouve plus en dehors une membrane qui paraît être d'un tissu spongieux. Quelques auteurs admettent enfin des fibres musculaires comme sur la portion membraneuse de l'urètre de l'homme.

Chez la femme, comme chez l'homme, la vessie peut manquer, et l'on a vu plusieurs fois les uretères s'ouvrir dans le vagin (1). Les urines s'écoulent quelquefois par l'ombilic, soit à cause d'une imperforation de l'urètre, soit à cause de l'oblitération du col de la vessie par des excroissances fongueuses (2). On a vu l'urètre manquer, et la vessie s'ouvrir dans le vagin (3).

----

(1) Haller, Elém. phys. , p. 297 ; Klein, Schrader, Wor. Ephém. cur. nat. vol. I, obs. 38, et sect. 42, obs. 68.

(2) Littre, Académie des sciences, 1701.—Cabrol, 1550, obs. 20.

(3) J.-L. Petit , tome III, p. 122.

Je n'ai pu me procurer des cadavres d'enfans et de jeunes gens pour indiquer les dimensions de l'urètre dans les différens âges.

Faisons maintenant des recherches sur le développement de l'urètre : elles nous conduiront à l'explication de phénomènes très-importans. J'ai vu, avec M. le professeur *Serres*, que, vers la fin de la troisième semaine de la grossesse, ou au plus tard au commencement de la quatrième, chez le fœtus humain, l'urètre, la vessie, l'ouraque et le petit bulbe qui le termine, et qu'on peut regarder comme les rudimens de la vessie ombilicale des oiseaux, forment un canal unique, d'un diamètre égal dans toutes ses parties. Ce canal qui, chez l'embryon humain, ressemble à une espèce d'intestin, est fermé à ses deux extrémités, comme les deux extrémités du canal digestif, la bouche et l'anus. Il contient chez l'homme une petite quantité de liquide qu'on ne peut chasser ni par la partie supérieure, ni par la partie inférieure, comme dans le canal intestinal. Cette disposition, évidente chez l'homme, l'est surtout chez les mammifères, dont la vessie allantoïde est plus développée : tels que les ruminans et les rongeurs, la brebis, le bœuf, le cheval, le lièvre, le cochon d'Inde, etc.

Vers le milieu du second mois de la gestation, quelquefois plus tôt, rarement plus tard, la membrane qui oblitérait l'ouverture de l'urètre

se rompt, et alors ce canal communique à l'extérieur par cette ouverture, comme la bouche
et l'anus. Si la membrane qui oblitère l'extrémité supérieure du canal digestif persiste, il y
a imperforation de la bouche, vice de conformation qu'on a observé surtout chez les anen-
céphales. On peut en dire autant de l'autre extrémité de l'appareil intestinal. Si la membrane
qui ferme l'orifice de l'urètre persiste, il y a
oblitération du méat urinaire; le gland reste
imperforé comme la bouche et l'anus. C'est
le cas de certains hypospadias; en effet, si cette
membrane offre plus de résistance que les autres
parties du canal, celles-ci donnent plus facilement issue aux urines. On voit que nous
venons aussi d'expliquer le cas de certains
individus qui urinent par l'ombilic, et dont
nous avons parlé plus haut.

Si la membrane qui se rencontre à l'extrémité
de l'urètre n'est pas complétement détruite, le
diamètre du méat urinaire reste moins grand,
comme la bouche et l'anus quand ils sont ré-
trécis.

Ces idées sont liées au développement de la
vessie, au développement et à l'oblitération de
l'ouraque chez le fœtus humain; mais ce serait
s'éloigner de la question que de s'y arrêter.
Je dois dire cependant, comme je l'ai observé
avec M. *Serres*, que la largeur de l'urètre est,
chez l'homme adulte et sain, en raison directe

du développement de la vessie; et chez l'embryon humain, en raison directe de la largeur de la vessie et de l'ouraque.

Nous trouvons encore dans la formation du fœtus une autre explication de l'hypospadias. En effet, si l'on observe l'embryon vers le milieu ou à la fin de la seconde semaine, on trouve déjà la vésicule ombilicale formée en grande partie, tandis que l'ouraque, la vessie et l'urètre ne le sont pas encore. On aperçoit de chaque côté deux lames membraneuses, étendues de la partie inférieure du corps du pubis, à l'entrée du cordon ombilical dans l'abdomen. Si l'on suit au microscope, ou avec une forte loupe, le développement de ces deux lames, on observe que, vers le commencement ou le milieu de la troisième semaine, ces deux lames s'engrènent l'une dans l'autre pour former deux sutures, l'une antérieure, l'autre postérieure. Par cette jonction, ces deux lames constituent un intestin, qui est l'état primitif de l'urètre, de la vessie, de l'ouraque chez l'homme, et de la vessie allantoïde chez les mammifères.

La formation de ce canal a lieu de l'extérieur à l'intérieur, c'est-à-dire que la portion qui constitue la vessie allantoïde est d'abord formée, puis l'ouraque, la vessie et enfin l'urètre. Au moment où, chez le fœtus humain mâle, l'urètre vient s'adosser aux corps caverneux, les lames qui composent le canal sont écartées : il arrive quelquefois que la suture postérieure se rompt, que d'autres fois elle ne peut pas se former ; de là une ouverture insolite le long du canal urétral. Cette ouverture est située en avant, au milieu ou en arrière de la portion membraneuse.

Cette traction des corps caverneux sur les lames qui composent primitivement l'urètre explique facilement pourquoi les hypospadias sont toujours situés sur la portion du canal qui est hors du bassin. L'on voit aussi pourquoi la fréquence de ce vice de conformation est plus grand chez l'homme, plus rare chez la femme.

Cette organisation insolite de l'homme paraît être l'organisation régulière des oiseaux et des monotrèmes, d'après les dernières recherches de M. le professeur *Geoffroy Saint-Hilaire* (1). Si le professeur *Rolando*, dans ses ouvrages où il parle de la formation des organes génitaux urinaires, ne fait aucune mention de l'urètre, cette omission vient de ce que cet excellent ana-tomiste a pris pour type le développement de ces parties chez les oiseaux, et qu'il a conclu par analogie chez les mammifères. C'est par la même raison qu'il regarde la vessie, l'ouraque et la

____

(1) Voyez les belles recherches de cet illustre anatomiste consignées dans les ouvrages suivans : Philosophie ana-tomique, t. II, p. 321 , 413. Mémoires du Muséum d'his-toire naturelle , tome IX , p. 393, 438; t. X, p. 57.

vésicule ombilicale des oiseaux comme une pro-
duction du *saccus vitellarius* de *Haller*, assertion qui ne peut être appliquée à l'embryon de
l'homme et des mammifères.

Quoique la prostate ne constitue pas une
partie essentielle de l'urètre, je vais indiquer
brièvement son développement, à cause du
point de contact qu'elle offre avec ma question,
et des conséquences qui peuvent en découler
pour l'explication des phénomènes indiqués plus
haut. Primitivement, chez l'embryon humain
on ne rencontre pas la prostate; on ne l'aperçoit que vers la fin du second mois, formée à
cette époque de quatre lobes. Cette division
multilobulaire de la prostate correspond à la
division multilobulaire des reins chez l'embryon. Plus tard, vers le quatrième et le cinquième mois, les deux lobes internes se réunissent en un seul, et la prostate ne paraît alors
composée que de trois lobes. Plus tard encore,
c'est-à-dire du sixième au huitième mois, tous
ces lobes s'unissent entre eux et forment, comme
le rein, un organe unique, qui embrasse
l'origine ou une partie de l'origine de l'urètre.
On peut néanmoins, par une dissection atten-
tive, reconnaître, comme dans le rein, les traces
de l'organisation primitive de la prostate.

Tant que les deux petits lobes moyens sont
séparés, la saillie du vérumontanum n'est pas
sensible ; ce n'est qu'après leur réunion que

cette saillie a lieu ; mais elle n'acquiert ses dimensions respectives que vers l'époque de la puberté, à cause du développement des conduits éjaculateurs, dont l'orifice urétral est plus étroit chez les enfans (*Serres*). Le sinus dont nous avons parlé plus haut n'existe pas, ou existe à peine, et le cathétérisme, sous ce point de vue, est moins difficile.

Au moment où les deux lobes moyens de la prostate vont se réunir, il existe entre eux un écartement dans lequel l'urètre est reçu. On trouve alors chez l'embryon une cavité près le lieu que doit occuper le vérumontanum. Cette cavité se rétrécit peu à peu et s'efface complétement, lorsque la formation de la prostate est terminée. Si les lobes moyens de ce corps d'apparence glanduleuse ne se réunissent pas complétement, la cavité ou *sinus prostatique* persiste après la naissance. Je l'ai observé sur des adultes et sur des vieillards, et j'ai déjà dit que je possédais une pièce à l'appui de son existence. Il serait superflu d'indiquer combien la connaissance de ce sinus est importante dans le cathétérisme. J'ajouterai seulement qu'ayant introduit le doigt indicateur dans l'anus d'un cadavre dont la prostate était saine, et chez lequel le cathétérisme était difficile, j'ai senti parfaitement une division de la prostate à travers les parois de l'intestin ; alors j'ai relevé le bec de la sonde, et pénétré facilement dans la vessie. J'ai disséqué le sujet, et j'ai rencontré le sinus dont il a été fait mention.

. CHAPITRE II.

PATHOLOGIE.

Des rétrécissemens de l'urètre.

Cette maladie a été définie par très - peu d'auteurs. Selon *Charles Bell*, il y a rétrécissement quand l'urètre a perdu la faculté de se dilater. *Jacques Wilson* la fait consister dans un changement morbide d'action ou de structure, par lequel une partie du canal est devenue plus étroite que les autres ; selon cet auteur, le rétrécissement peut être simple ou compliqué.

J'appelle rétrécissement de l'urètre la maladie dans laquelle ce canal ne peut reprendre sa capacité ordinaire, dans une étendue plus ou moins grande, parce que ses parois sont maintenues raprochées par un état pathologique. Cette manière d'envisager ma question lui donne beaucoup plus d'étendue que si je suivais le sens de la définition de *Wilson*. Mais les mots doivent être pris dans leur véritable acception, à moins que l'usage n'en ait décidé autrement ; or comme, dans la question qui m'occupe, l'usage n'a rien décidé, ma définition me paraît juste ; elle rentre d'ailleurs dans celle de *Bell*.

Hippocrate, dans l'aphorisme 82 de la section

quatrième (1), parle de tubercules de l'urètre
dont la solution a lieu lorsqu'ils s'abcèdent.
Galien (2) fait mention des callosités de l'urètre
et dit que, les ayant déchirées avec un cathé-
ter, il vit s'écouler de l'urine une certaine
quantité de sang et des fragmens de chair.

Les auteurs ont divisé les rétrécissemens
de l'urètre de différentes manières. *Jacques
Daran* (3) admet les espèces suivantes : 1° les rétrécissemens par raccourcissement des fibres de
l'urètre ; 2° les callosités et les cicatrices ; 3° les
carnosités, caroncules ou excroissances ; 4° les ulcères calleux, opiniâtres et malins, occupant les
conduits excréteurs, des lacunes de l'urètre, de
la prostate, des vésicules séminales, et de toutes
les glandes qui versent dans ce canal un liquide
destiné à le lubrifier ; 5° la tuméfaction du vérumontanum ; 6° l'induration de la prostate et des
vésicules séminales ; 7° les fongosités de cette
glande et des vésicules séminales admises par
Col de Villars, *Astruc* et *Lafaye* ; 8° les concrétions d'une nature particulière.

Les auteurs anciens qui ont traité des rétrécissemens de l'urètre n'en ont donné aucune
division méthodique. De ce nombre sont *Mor-*

----

(1) *Quibus in urinaria fistula tuberculum nascitur, his,
suppurato eo et perrupto, solutio fit.*

(2) De loc. aff., lib. 1, ch. 1.

(3) Traité des maladies de l'urètre.

gagni, *Andrec*, *Astruc*, *Heister*, *Platner*, *Wal-*
ther et *Larbaud.*

Desault, admet trois espèces d'obstacles à
l'écoulement de l'urine par l'urètre : 1° dans
l'épaisseur des parois, l'inflammation, la para-
lysie et les déchirures ; 2° à l'extérieur des
parois, le gonflement de la prostate et diverses
tumeurs extérieures ; 3° dans l'intérieur du canal, les fongosités, etc.

Selon M. *Nauche*, les rétrécissemens dépendent, 1° de l'inflammation violente de l'urètre
(rétrécissement inflammatoire); 2° du spasme
de quelque partie de ce canal (rétrécissement
spasmodique); 3° d'un changement dans la
structure de l'urètre (rétrécissement organique); 4° d'une maladie existant à l'extérieur
de ce conduit et qui comprime ses parois (rétrécissement symptomatique).

Jacques Wilson indique seulement trois
espèces de rétrécissemens, le spasmodique, le
rétrécissement proprement dit, et celui qui
dépend d'une maladie des parties contiguës à
l'urètre.

Samuel Cowper, dans son dictionnaire, distingue trois espèces de rétrécissemens : le premier, permanent, dépend d'une altération de
la structure de quelque partie de l'urètre ; le
second réside dans l'existence simultanée d'un
rétrécissement permanent et du spasme ; le
troisième est le véritable rétrécissement spasmodique.

Soemmering, dans son traité spécial sur les maladies des voies urinaires, parle seulement du rétrécissement spasmodique, et de celui qui a son siége dans les parois du canal.

M. le professeur *Béclard* divise tous les rétrécissemens en deux espèces : 1° l'inflammatoire, qui comprend le spasmodique et le dilatable de *Charles Bell*; 2° les permanens et organiques, qui renferment six variétés, savoir : la bride, le rétrécissement calleux ou irrégulier, ou la callosité des anciens ; celui dans lequel une étendue plus grande du canal se trouve resserrée, et dans lequel les tissus sous-muqueux et spongieux sont affectés d'induration ; le rétrécissement avec ulcère ; les carnosités (Daran), et les végétations sarcomateuses ; enfin celui qui dépend d'un état variqueux de l'urètre.

Ducamp admet des rétrécissemens dépendant, 1° de l'inflammation, 2° de l'induration des parois de l'urètre, 3° des brides, 4° des carnosités, sur l'existence desquelles il reste dans le doute.

La division la plus simple des rétrécissemens de l'urètre est, à notre avis, la suivante, et nous l'adoptons.

Rétrécissemens dépendant :

1° D'une cause située hors de l'urètre ;

2° D'une cause située dans l'épaisseur de ses parois ;

3° D'une cause située à la surface interne de ce canal.

Première espèce.

On lit dans le second volume des mémoires
de l'académie de chirurgie beaucoup d'observations de rétrécissement de l'urètre produits
par des hernies de vessie. L'antéversion, la rétroversion, le renversement et la chute de l'u-
térus, son développement au quatrième mois
de la grossesse, l'enclavement de la tête du
fœtus, les grossesses extra-utérines (1); les
môles, les polypes de la matrice, sa tuméfaction occasionée par de l'eau ou du sang ré-
pandu dans sa cavité; un calcul, une tumeur
inflammatoire; la dégénérescence squirrheuse
ou cancéreuse de ce viscère; le relâchement et
le renversement du vagin, sa distension par le
sang menstruel, par un pessaire, par un tampon
de linge, ou par quelque autre corps étranger
engagé dans son intérieur; le prolapsus et le
renversement du rectum, sa distension par du
sang, des fongus, des tampons de linge, etc.;
L'inflammation de ses parois, leur dégénérescence squirrheuse ou carcinomateuse, les altérations dans ses tuniques, déterminées par des
tumeurs hémorrhoïdales et par des calculs ster-
coraux (2) sont autant de causes de rétrécisse-

---

(1) Capuron, Traité des accouchemens.
(2) Desault, J.-L. Petit.

ment de l'urètre. L'on peut ajouter à ces causes les tumeurs situées au périnée, au scrotum, le long du pénis, le sarcocèle, l'hydrocèle, la hernie scrotale d'un grand volume, les anévrismes des corps caverneux, et les corps étrangers appliqués autour de la verge (1).

Tous les auteurs qui se sont livrés à des recherches sur les maladies des parties voisines de l'urètre ont remarqué la fréquence des rétrécissemens de cet organe causés par l'engorgement chronique de la prostate : *Morgagni* en rapporte plusieurs exemples fort intéressans (2).

Évérard Home, qui prétend avoir découvert le lobe moyen de la prostate, pense que l'engorgement de ce lobe détermine souvent des rétrécissemens de l'urètre. Mais, long-temps avant lui, *Morgagni* avait noté cette circonstance, et il est étonnant qu'*Évérard Home* n'ait cité de cet auteur que des passages insignifians, tandis qu'il en existe plusieurs très-précis sur cette question (3). Au reste, il est

---

(1) Chopart.

(2) *De sedibus et causis morborum*, epist. 41, n° 13, 14, 17.

(3) *Vesicæ pariete anteriore secundum longitudinem discisso, in opposita ea parte quæ proxima orificio est, in ipsoque hujus partis medio se obtulit protuberantia subrotunda, mediocris uvæ acini magnitudine, intima tunica vesicæ obducta : quam, ratus quod erat, scalpello adacto simul ipsam ac contiguam prostatam in longum dissecui,*

évident que *Hunter* a eu tort d'avancer que la prostate ne pouvait se tuméfier que sur ses parties latérales.

J.-L. Petit affirme avec raison que la plus grande partie des rétrécissemens de l'urètre tient à une altération de la prostate. L'inflammation aiguë de cette partie, ses abcès (1), les calculs développés dans sa propre substance (2) peuvent déterminer cet effet.

---

ostendique ejusdem esse atque ea glandula naturæ, cum eaque manifestissime continuatam, nihilque esse dubii quin, si magis excrevisset, magno urinæ futura fuisset impedimento. Morgagni epist. 41, n° 18. *Adjungere huc poteris senem illum medicum quem altera ex indicatis apud Vallisnerium observationibus totam quidem prostatam habuisse tumidam monstrat, sed auctam quasi lobo quodam et sua ipsa glandulosa substantia, quæ ad nucis juglandis formam et magnitudinem intra vesicam ascendebat.* Epist. 42, n° 19.

(1.) Morgagni, epist. 36, Chopart et Desault. J.-L. Petit rapporte l'observation d'un médecin sur lequel la prostate enflammée s'abcéda et se rompit dans l'intérieur de la vessie tandis qu'il imprimait à la sonde des mouvemens semblables à ceux qu'on lui fait exécuter pour découvrir un calcul vésical. Tome III, p. 33. — Le même auteur rapporte encore l'histoire d'un individu qui éprouva des accidens graves, chez lequel il ne put introduire la sonde, et qui rendit avec ses urines une grande quantité de pus après l'administration d'un émétique.

(2) Un chirurgien de Lombardie, dit Morgagni, *inter cætera hoc quoque scripserat, memoria se tenere deprehendisse lapidem in prostata glandula, dum cadaver incideret*

Le développement variqueux des vaisseaux prostatiques est encore une cause de rétrécissement. La prostate, quoique tuméfiée, peut être très-molle, et se laisser facilement déchirer par une sonde. Cet état de mollesse se rencontre quelquefois chez les vieillards, bien que la glande ne paraisse avoir acquis aucune augmentation de volume. *Morgagni* rapporte un cas dans lequel la prostate offrait une consistance moyenne entre le cartilage et le ligament. Les fractures et les exostoses siégeant autour de l'urètre peuvent encore causer son rétrécissement (1).

Seconde espèce.

Rétrécissement spasmodique. Première variété.

Il n'existe aucune inflammation dans l'urètre ; mais si l'on y introduit une sonde, son exquise sensibilité, due à l'idiosyncrasie du sujet, s'oppose à l'introduction de l'instrument, qui ne peut pénétrer dans la vessie qu'après de longues tentatives. Il arrive même alors quelquefois que le chirurgien renonce au cathétérisme. Voici deux exemples très-remarquables

---

eminentissimi cardinalis Morigii. Epist. 42, n° 37. — Chopart, Desault. Richerand, Nos. chir., tome III, 5ᵉ édition.

(1) Mémoires de l'académie de Dijon.

de cette variété de rétrécissement. *Soemmering* dit que M. le professeur *Alibert* a observé un cas dans lequel un individu urinait tantôt goutte à goutte, tantôt par jet, mais toujours difficilement lorsqu'il restait à la maison. L'introduction de la sonde, facile le matin, était impossible le soir; une émotion légère, la moindre contrariété, suffisaient pour déterminer la coarctation de l'urètre. A l'ouverture du cadavre, on ne trouva nulle trace de rétrécissement. J.-J. Rousseau, durant les premières années de sa vie, fut affecté d'une rétention d'urine presque continuelle; à peine éprouva-t-il cet accident dans sa jeunesse. Plus tard l'incommodité reprit son premier caractère, et le tourmenta jusqu'au tombeau par des souffrances qu'augmentaient encore les affections vives de l'âme. Les bougies qu'employa *Daran* ne produisirent qu'un léger amendement, et le malade ne pouvait dormir que quelques heures, quand les fatigues du corps avaient diminué pour un instant sa grande sensibilité. L'autopsie cadavérique, faite par *Lebègue de Presle*, *Bruslé de Villeron*, *Castere*, *Chenu* et *Bouret*, démontra qu'il n'existait aucune affection morbide dans les voies urinaires; d'où il résulte que le philosophe de Genève était affecté d'un rétrécissement spasmodique de l'urètre.

Un phthisique, couché à l'hôpital Saint-Louis, se livrait à la masturbation. Il fut atteint d'une rétention d'urine qui paraît appartenir à la variété de rétrécissement dont il est question. Cette maladie fut constatée avant la mort, et nous ne trouvâmes à l'autopsie aucune trace d'affection morbide dans l'urètre. Existait-il pendant la vie une forte injection de la membrane muqueuse? Aurait-elle cessé après la mort du sujet? Cette opinion est peu probable. Un calcul vésical qui détermine une douleur intense ne peut-il pas produire un rétrécissement spasmodique du canal?

J'ai vu des inflammations légères de l'urètre donner à celui-ci une excessive sensibilité, lorsque les urines commençaient à le parcourir. Les malades se livraient-ils au besoin de vider la vessie, ils sentaient le liquide brûlant couler le long de la partie postérieure du canal, et tout à coup ce liquide était arrêté. De grands efforts, souvent répétés, étaient insuffisans pour faire uriner. Le cathétérisme échouait, et l'on sentait un rétrécissement très-considérable du canal, soit qu'on fît usage d'une sonde très-petite ou d'une très-volumineuse. Après quelques heures, souvent plus tôt, quelquefois plus tard, une grosse algalie pénétrait avec facilité. Un demi-lavement opiacé suffisait ordinairement seul pour rendre promptement au canal sa capacité. L'usage des boissons émollientes en grande quantité rendait les urines moins irritantes, et faisait uriner largement.

Dans quelques autopsies que j'ai eu l'occasion de faire sur des soldats de la ville de Paris, morts à l'hôpital Saint-Louis, je n'ai rencontré aucun rétrécissement, mais seulement une légère inflammation sans épaississement appréciable des parois du canal. Il n'existait, du reste, aucune cause de compression autour de l'urètre.

Cette dernière variété du rétrécissement spasmodique tient le milieu entre celui qui est purement spasmodique et celui produit par l'inflammation.

Seconde variété. — *Rétrécissement spasmodique inflammatoire aigu et chronique.*

Celui-ci consiste en même-temps dans le spasmodique proprement dit, et dans la turgescence des parois de l'urètre. Il peut être produit par l'inflammation, sans épaississement des parois du canal, comme je l'ai vérifié sur les cadavres (1).

Rétrécissement inflammatoire. — *Première variété, état aigu.*

Dans cette variété, il n'existe aucun spasme,

____

(1) J. Wilson prétend que le rétrécissement spasmodique est produit par la contraction de quelques-unes des fibres musculaires qui, extérieurement, adhèrent à la membrane muqueuse. Selon cet auteur, elles ont une disposition longitudinale irrégulière.

mais seulement un épaississement des parois du canal, déterminé par une forte inflammation. Rarement, dans ce cas, l'on peut faire des autopsies, et je n'en ai trouvé que deux fois l'occasion. Alors j'ai vu la membrane muqueuse épaissie sans induration dans une assez grande étendue, et plus spécialement dans quelques points. La phlogose et l'augmentation d'épaisseur des autres parties du canal diminuaient graduellement jusqu'au tissu cellulaire qui peut participer à la maladie.

Seconde variété. — État chronique.

Ici il existe un épaississement des parois de l'urètre, avec une inflammation légère, plus ou moins ancienne.

Troisième variété.— Rétrécissement sans inflammation appréciable.

Dans ces deux dernières variétés, la membrane muqueuse peut être molle, fongueuse, pultacée, dans une grande étendue. L'on observe principalement cet état sur les individus qui ont abusé des organes génitaux, ou qui ont éprouvé des érections long-temps continuées. Mais le plus souvent il s'agit de callosités qui, selon M. *Rougier*, siégent le plus fréquemment sous la membrane muqueuse : *Cho-*

part, les place dans le tissu spongieux. M. *Laën-nec*, qui a fait un si grand nombre d'autopsies cadavériques, dit avec raison que ces callosités résident dans l'épaisseur de la membrane muqueuse, et qu'elles offrent de petites fissures à leur surface. Ce professeur admet que le tissu des callosités tient le milieu entre le tissu fibreux et le cartilagineux. Ces indurations sont blanches, jaunâtres, grisâtres, et l'on n'aperçoit aucune trace de fibres dans leur organisation. Elles peuvent occuper toute l'épaisseur du canal, s'étendre même à l'extérieur, où elles sont senties en nombre plus ou moins considérable, et présentent quelquefois la forme de grains de chapelet (*Chopart*). Elles peuvent occuper aussi la totalité de la circonférence, ou seulement une partie de l'urètre. Leur longueur est quelquefois d'un ou deux pouces et même davantage. *Hippocrate* a observé de petits tubercules (φυματα) dans l'épaisseur des parois de l'urètre. *Morgagni* rapporte d'après d'autres auteurs plusieurs observations de calculs développés dans les canaux éjaculateurs et prostatiques. Ces calculs soulevaient les parois du canal.

Rétrécissement par blessure de l'urètre.

Chopart rapporte un fait de ce genre dans lequel les os du pubis étaient fracturés, et l'urètre rompu. *Verguin* a observé une déchirure du canal au devant de la prostate, dans un cas de simple contusion, et où le rétrécissement pouvait conséquemment être attribué à l'inflammation. Mais il peut encore dépendre d'une altération de l'urètre, de l'extravasation des fluides dans ses parois, et, comme l'a observé *Chopart*, de la déchirure d'une partie de leur épaisseur (1). La gangrène de l'urètre est quelquefois encore cause de rétrécissement. Dans tous les cas de plaies et d'ulcérations, la cicatrice resserre le calibre du canal. Les progrès que l'anatomie pathologique a faits dans ces derniers temps démontrent que *Littre* a trop souvent admis l'ulcération de l'urètre; *Bell*, *Astruc*, *James* et *Cullen* assurent qu'elle est assez rare, et cette dernière opinion s'est confirmée.

Indépendamment des callosités que présentent les fistules, et du resserrement que la cicatrice fait éprouver à la circonférence de l'orifice interne, la partie de l'urètre située au devant de ces fistules doit se rétrécir, parce que l'urine ne la traverse plus, ou ne la traverse qu'en très-petite quantité. Les hypospadias et les épispadias, dont nous avons plus haut expliqué la formation, ainsi que la membrane qui pri-

---

(1) Ces lésions s'observent le plus souvent à la suite de chutes sur le périnée, les cuisses étant écartées.

mitivement obstrue l'urètre, peuvent donner lieu à un rétrécissement du méat urinaire.

Rétrécissement variqueux.

On a désigné sous ce nom une variété de rétrécissement dont la nature n'est pas encore bien connue. S'agit-il, en effet, de véritables varices, ou de cet état mou et pulpeux de la membrane muqueuse, dont nous avons parlé? Dans ces deux cas, il est possible que le cathétérisme détermine une effusion de sang, et il nous paraît difficile de les distinguer. Cependant *Sœmmering* assure que, chez les individus adonnés à la débauche, on observe les veines du tissu spongieux tellement dilatées, qu'elles présentent quelquefois le diamètre d'une plume à écrire. Au reste, toutes les fois que le tissu spongieux est fortement distendu par le sang, la surface interne de l'urètre reste appliquée contre elle-même. *Larbaud* admet l'état variqueux de l'urètre comme l'effet du rétrécissement lui-même. Les observations de *Hunter*, de *Desault*, et de *Chopart* prouvent contre cette assertion.

Troisième espèce de rétrécissement.

Les brides sont rares à la surface interne de l'urètre. Elles ont été observées par *Morgagni*(1),

---

(1) De sed. et caus. morb. , epist. 44.

(39)

Sharp (1), *Goulard* (2), *Hunter* (3), *Chopart.*, *Desault.* M. le professeur *Laënnec*, aux travaux duquel l'anatomie pathologique doit de si grands progrès, a déposé une pièce très-curieuse sur ce point dans le cabinet de la faculté de mé-decine. Les brides dont il est question rétré-cissent nécessairement l'urètre, comme le prou-vent les exemples rapportés par *Morgagni* (4). *Goulard* les regarde comme une duplicature de là membrane muqueuse. *Morgagni*, en compa-rant les observations qu'il a rapportées, soup-çonne que certaines érosions de l'urètre sont remplacées assez souvent par quelques excrois-sances légères, qui, en se contractant, représen-tent d'abord des fibres ou des fibrilles charnues, et qui, en se desséchant de plus en plus, for-ment enfin des lignes blanchâtres, légèrement saillantes. M. *Laënnec* dit que ces brides sont, comme les fausses membranes, formées par une exsudation plastique, et supportées quel-quefois par une base large et proéminente à la surface interne de l'urètre. Elles sont constituées par la membrane muqueuse, épaissie à la suite d'inflammations répétées (*Ducamp*). Nous ne

---

(1) Recherches critiques sur l'état présent de la chi-rurgie.

(2) Traité des maladies de l'urètre.

(3) On the venereal Discase, plate II, III.

(4) Loc. cit., epist. 42, 44, 4.

nous arrêterons pas à l'opinion d'après laquelle on considère les brides comme formées par des cicatrices.

La forme des brides est variable : tantôt elles sont plus ou moins complétement circulaires ; tantôt elles se portent obliquement d'un côté à l'autre ; quelquefois elles sont transversales ; d'autres fois longitudinales ; leur étendue varie également : de là des rétrécissemens différens. Leur consistance se rapproche de celle du tissu fibreux (*Desault*) ; leur couleur est blanchâtre (*Morgagni*) ; on ne connaît rien de précis, sur leur épaisseur ; souvent elles sont en grand nombre.

Rétrécissement par des carnosités.

Avant qu'on connût, comme aujourd'hui, la véritable nature des rétrécissemens les plus ordinaires de l'urètre, on leur attribuait presque toujours pour cause des végétations charnues, qu'on avait appelées *carnosités*, et qu'on disait se développer à la surface interne du canal. *Brunner* et *Mery* reconnurent cette erreur, et enseignèrent que le plus souvent, au contraire, les rétrécissemens dépendaient d'une autre cause. Cependant, bien que les carnosités soient rares, leur existence ne peut être révoquée en doute ; un grand nombre d'auteurs les ont observées : il suffirait de citer *Galien* (1),

____

(1) Loc. cit.

(41)

Van Swieten (1), *Astruc*, *Col-de-Villars* (2),
Daran (3), *Antoine Pascal* (4), *Morgagni* (5).
J.-L. Petit ne les rencontra qu'une seule fois
sur trente cadavres (6). *Scharp* a vu de petites
carnosités semblables aux cordons des valvules
tricuspides; il paraîtrait que c'étaient des brides.
Or, c'est donc à tort que *J. Hunter*, *Baillie* (7),
Bell, *Desault*, *Chopart* et beaucoup d'autres
ont révoqué en doute l'existence des carnosités.

Jusqu'à *Daran*, on n'a pas défini le sens du
mot *carnosité*. Selon cet auteur, « la carnosité
« est une espèce de fongus croissant sur une
« partie du canal, sans qu'il existe en deçà ni
« au delà le moindre rétrécissement ». Le même
auteur pense que le tissu spongieux forme la
base de ces excroissances, et que la structure
de ce tissu a beaucoup de part dans la produc-
tion de cette maladie.

Daran admet deux espèces de carnosités; la
première sans ulcération manifeste, la seconde
avec ulcération évidente. « Elles sont jugées
calleuses, dit *Ambroise Paré*, quand il n'en
sort aucune humidité superflue ».

---

(1) Com. Boerhavii, t. V, § 1451, p. 453.
(2) Cours de chirurgie, t. IV.
(3) Traité des maladies de l'urètre.
(4) Traité de la gonorrhée, art. 3.
(5) Loc. cit. epist. 42, n° 38.
(6) OEuvres posthumes, tome III, p. 26.
(7) Traité des maladies de l'urètre.

Sœmmering a rencontré des carnosités vio-
lacées, dures, présentant la forme et le volume
d'une lentille, et adhérant par une espèce de
pédicule à la membrane interne de l'urètre.

Les carnosités peuvent être produites par le
trop grand développement des bourgeons char-
nus dans les cas d'ulcération, et croître à la
manière des polypes. Les anatomistes modernes
ne les ont pas encore assez observées, que je
sache, pour en reconnaître la véritable nature.
Nous avons déjà dit plus haut que, d'après *Daran*, les végétations naissaient sur le tissu spongieux. D'après *Sœmmering*, ce serait sur la
membrane muqueuse. Il est facile de comprendre que le nombre et le volume des carnosités doivent présenter beaucoup de variétés (1).

Si nous considérons maintenant les rétrecis-
semens organiques d'une manière générale, et
si nous examinons la profondeur à laquelle ils
ont leur siége dans l'urètre, nous voyons que
les brides se rencontrent le plus souvent auprès
de la partie bulbeuse du canal (*Desault*); que
les carnosités ne se développent pas vers un
point plutôt que vers un autre; qu'on pourrait
croire cependant, d'après *Daran*, qu'elles appar-
tiennent plus souvent à la portion spongieuse.
Si, de même que les cicatrices, elles peuvent

______

(1) Daran, loc. cit., p. 31. — Goulard, Traité des maladies des voies urinaires.

dépendre d'une solution de continuité, comme cette solution se rencontre fréquemment à la racine du pénis, à cause de la distension qu'éprouve le canal dans les érections gonorrhéiques violentes, l'on devrait souvent trouver des carnosités vers ce point du canal. Quant aux callosités déterminées par l'épaississement des parois de l'urètre, on les observe ordinairement sur la portion membraneuse et sur la partie postérieure de la portion spongieuse.

Ducamp porte le nombre des brides depuis une jusqu'à cinq. On ne rencontre ordinairement qu'un ou deux rétrécissemens déterminés par l'épaississement des parois du canal (1); *Hunter* en a observé six, et *Collot* (2), dont le témoignage peut être révoqué en doute, assure en avoir trouvé huit sur le même urètre.

Il est inutile de rappeler que, devant et derrière le rétrécissement organique, le canal est très-souvent élargi, et que cet élargissement peut être très-considérable (*Desault*). J'ai observé quelques cas dans lesquels, en raison de la dilatation de la portion membraneuse, on aurait pu croire que la sonde avait pénétré dans la vessie, quoiqu'elle fût encore dans l'urètre.

---

(1) Sœmmering , loc. cit.

(2) Traité de l'opération de la taille et des suppressions d'urine. *Paris*, 1727.

On voit que les rétrécissemens peuvent amener une oblitération complète de ce canal.

Quelquefois les callosités et les carnosités sont ulcérées.

La goutte (*Sœmmering*), le rhumatisme (*Dict. des sc. méd.*), la syphilis, les scrofules peuvent enflammer l'urètre et y déterminer des rétrécissemens. Je crois devoir signaler ces causes, parce qu'elles serviront de base aux moyens thérapeutiques.

Les rétrécissemens organiques de l'urètre sont extrêmement rares chez les femmes, et peuvent, comme on le conçoit facilement, présenter beaucoup de variétés. J'en ai vu un exemple sur une femme morte à l'hôpital de la Pitié. Quelques chirurgiens de Paris avaient cru qu'elle était affectée d'un calcul vésical.

J'ai cru devoir exposer toutes les considérations qu'on vient de lire, parce qu'elles doivent être le pivot sur lequel roulera toute la thérapeutique des rétrécissemens de l'urètre, maladie aussi commune qu'elle est grave.

CHAPITRE III.

THÉRAPEUTIQUE.

Si le rétrécissement de l'urètre est déterminé par la hernie de la vessie, l'émission des urines est difficile, la tumeur molle, fluctuante ; quand on la comprime, les envies d'uriner deviennent plus pressantes, et l'on fait souvent sortir quelques gouttes de liquide urinaire. Pratique-t-on le cathétérisme, la tumeur se vide; mais bientôt elle se remplit de nouveau et reprend son premier volume.

Dans le cas dont il s'agit, l'indication est de sonder, et de donner à l'instrument, suivant les circonstances, des courbures variées et relatives aux déviations éprouvées par l'urètre. Quand la hernie n'est pas étranglée, il faut exercer sur elle des pressions, d'abord avec une pelote concave, ensuite avec une pelote plate, enfin avec une pelote convexe (1).

S'agit-il d'un rétrécissement causé par le déplacement ou le renversement de la matrice (2), la vue et le toucher suffisent pour faire reconnaître la maladie. Alors il faut vider le rectum, et pratiquer le cathétérisme avec une sonde courbe. Dans la rétroversion, la concavité de l'instrument doit être dirigée vers le pubis; on la dirige en sens opposé dans l'antéversion. Quelquefois on ne peut introduire la sonde qu'en la faisant tourner dans l'urètre comme une vrille; et souvent on ne peut pénétrer

---

(1) Thomas Bartholin, Mery, J.-L. Petit, Morand, Levret, Verdier, Chaussier, Sabatier.

(2) Ruysch, Mauriceau, Lamotte, Vieussens, Rouper, Kerkring, Roenhuisen, Hunter.

dans la vessie qu'avec une sonde flexible. On fait en sorte de replacer l'organe dans sa position naturelle et de l'y maintenir. *Hunter* recommande la ponction de l'utérus dans les cas de grossesse, et lorsque les autres moyens n'ont pas réussi. *Desault* veut qu'on fasse la ponction de la vessie dans les cas extrêmes, et lorsque la matrice ne renferme pas le produit de la conception.

Dans le rétrécissement produit par la pression de l'utérus, vers le quatrième mois de la grossesse, *Desault* conseille de recourir au cathétérisme; il admet cette cause de rétrécissement, quoiqu'il n'ait jamais eu occasion de l'observer sur le grand nombre de femmes enceintes reçues à l'Hôtel-Dieu.

Le rétrécissement déterminé par l'enclavement de la tête du fœtus est très-rare, *Desault* ne l'a jamais rencontré, sur quinze ou seize cents femmes qui accouchaient chaque année dans le même hôpital. Il pense que la pression de la tête du fœtus doit plutôt s'exercer sur le corps de la vessie et sur les uretères que sur l'urètre et sur le col du réservoir urinaire. Cependant, si ce cas se rencontrait, il faudrait terminer l'accouchement le plus tôt possible, après avoir essayé de sonder préalablement. *Levret* propose une sonde plate, que *Desault* a rejetée avec raison, et que *Bell* disait être très-souvent employée en Angleterre. La sonde

à bouton que *Levret* a fait confectionner à l'i-
mitation de celle de *J.-L. Petit* ne nous paraît
nullement mériter la préférence sur les sondes
ordinaires.

On conçoit facilement que ce n'est pas ici le
lieu de s'occuper des signes à l'aide desquels on
distingue le rétrécissement produit par la tuméfaction de l'utérus, par une môle, un polype,
une accumulation d'eau ou de sang dans la cavité de ce viscère, un calcul, un gonflement
inflammatoire, une dégénérescence squirrheuse
ou cancéreuse de la matrice, dont le rétrécissement n'est qu'un symptôme. Il suffit de dire
avec le restaurateur de la chirurgie française,
Desault, « que l'on aura le complément de ces
« signes en joignant les signes communs de la
« rétention à ceux qui constateront l'existence
« de l'une de ces causes, et à l'absence de tout
« autre obstacle à la sortie des urines. » On doit
souvent sonder la malade; cette opération est
presque toujours facile. Si l'indication le permet,
on tâche de faire cesser la cause du rétrécissement, ou bien on attend, et l'on confie plus
ou moins long-temps la guérison aux soins de
la nature.

Le rétrécissement déterminé par la chute
et le renversement du vagin, par la distension
de cet organe, due à l'accumulation du sang
menstruel, à un pessaire, à des tampons de
linge, ou à tout autre corps étranger placé

dans sa capacité, n'est pas difficile à reconnaître.

La chute et le renversement du vagin se reconnaissent aisément à une ouverture que présente inférieurement la tumeur, et à travers laquelle le doigt peut pénétrer jusques au col de la matrice. La première indication est de réduire, et la seconde de maintenir l'organe dans sa position naturelle. On doit sonder, et dans cette circonstance comme dans les suivantes, la convexité de la sonde doit être tournée contre le pubis. Mais le vagin peut être oblitéré par une membrane, et même par deux, comme *Ruisch* en rapporte un exemple; dans un cas semblable, il faudrait les détruire pour donner une libre issue au sang accumulé. Le vagin peut manquer dans une certaine étendue. *Dehaen* en cite une observation. Des praticiens distingués de Paris ont quelquefois observé ce grave vice de conformation. Je crois que toutes les opérations qu'ils ont tentées ont été suivies de la mort des malades.

Quand le rétrécissement de l'urètre est dû au renversement du rectum, il faut réduire cet intestin et le maintenir en place. Si l'on était obligé de pratiquer le cathétérisme, la convexité de la sonde devrait regarder la symphyse du pubis.

Il est facile de reconnaître les rétrécissemens causés par du sang, des tampons de linge ou de charpie, des matières fécales, des pierres stercorales, ou autres corps étrangers contenus dans le rectum (1). L'absence de toutes les autres causes de rétention d'urine, le développement du rectum, les signes fournis par le toucher, font reconnaître la présence de ces corps étrangers, dont l'extraction doit être faite le plus promptement possible, à moins qu'il n'existe une contre-indication. On pratiquera le cathétérisme si rien ne s'y oppose, et s'il est jugé nécessaire.

La maladie qui nous occupe est quelquefois occasionée par des fongus du rectum, que le toucher fait reconnaître. On a recours à la sonde, s'il est besoin; on doit lier, couper ou arracher la tumeur, ou bien encore, suivant l'indication, la confier aux soins de la nature.

Les rétrécissemens qui sont produits par l'inflammation, par l'engorgement squirrheux ou carcinomateux du rectum, par des tumeurs hémorroïdales, sont très-faciles à distinguer, et doivent être combattus par le cathétérisme, par les moyens ordinaires, et par la soustraction de leurs causes si la chose est possible.

Des abcès situés au périnée, dans le scrotum, dans les parois du rectum et autour de cet intestin, des tumeurs d'une autre nature siégeant dans le bassin, les fractures des os du bassin,

----

(1) Marchetis, Maréchal, Moreau, Sabatier, Chopart, Desault, etc., etc.

leurs exostoses, peuvent déterminer des rétrécissemens de l'urètre. On reconnaîtra que l'u-
rine est retenue par l'une de ces causes, si la
rétention ne s'est manifestée qu'à la suite de
l'une d'elles. Néanmoins il faut rechercher avec
soin s'il n'existe aucun autre obstacle à la libre
issue des urines. Celles-ci seront évacuées à
l'aide d'une sonde de gomme élastique, jusqu'à
ce que l'on ait pu par un traitement convenable remédier aux causes dont nous venons
de parler. Les rétrécissemens peuvent encore
être produits par des tumeurs de nature va-
riée, situées le long de la partie du canal qui
est au-devant du pubis : tels sont le sarcocèle,
l'hydrocèle, la hernie scrotale, l'anévrisme des
corps caverneux, etc... J'ai opéré à l'hôpital
de la Pitié un sarcocèle très-volumineux, et
tellement adhérent à l'urètre, qu'il m'a fallu
disséquer très-minutieusement avec des ciseaux
une partie du pourtour du canal pour éviter
sa lésion. On lit dans les Mémoires de l'Académie de chirurgie des observations de corps
étrangers appliqués aux organes génitaux de
l'homme. Ces corps peuvent rétrécir l'urètre ;
et pour les extraire on a presque toujours employé des moyens violens. Il vaudrait, je crois,
presque toujours mieux exercer sur les parties
situées au-devant d'eux une pression lente et
graduée, et comme dans le cas de paraphi-
mosis : cette pression diminuerait beaucoup

le volume des tissus, et rendrait très-facile l'extraction du corps étranger.

Lorsque la prostate tuméfiée comprime l'urètre, elle gêne ou empêche l'émission des urines. Les inflammations aiguës ou chroniques de cette glande ne sont distinguées l'une de l'autre que par la douleur plus violente que détermine la phegmasie intense. D'ailleurs il suffit que la prostate soit engorgée ou squirrheuse, pour qu'on observe les signes suivans que nous allons indiquer avec soin, parce qu'il est extrêmement important de ne pas confondre un rétrécissement organique de l'urètre avec celui déterminé par le tissu prostatique. Les malades sont obligés de se présenter plus promptement pour uriner au premier avertissement du besoin : il leur semble qu'ils ont un corps étranger dans le rectum. Si, en urinant, le malade qui avait long-temps attendu les premières gouttes, fait des efforts pour augmenter le jet du liquide, celui-ci s'arrête; et si les efforts cessent, le jet continue. Quand on introduit une sonde dans l'urètre, elle pénètre facilement jusque vers la prostate, où elle peut occasioner de vives douleurs. Le chirurgien introduit le doigt dans le rectum, et s'assure qu'il n'y a pas d'autres tumeurs; ou bien il distingue celle qu'y forme la glande. C'est encore à l'aide du toucher qu'on reconnaîtra très-bien que le bec de la sonde est arrivé contre la prostate. La

fluctuation, que le toucher fait souvent aussi reconnaître, indiquera l'existence d'une collection
purulente : joignez à ces symptômes la douleur
pulsative, la diminution ou l'augmentation des
phénomènes morbides, lorsque les signes de
l'inflammation ont toujours pris de l'accroissement pendant sept ou huit jours, et que les
accidens sont amendés, pour s'accroître de
nouveau.

Quant à l'état variqueux de la prostate, on le
reconnaît par la réunion des signes communs
à la tuméfaction de cette glande, et par la lenteur avec laquelle le rétrécissement s'est ma-
nifesté. Cette rétention a été pour l'ordinaire
précédée d'une difficulté d'uriner légère, et
dont l'augmentation progressive a été marquée
par une sorte de paroxismes plus ou moins
considérables. Lorsque le malade s'est livré à
des exercices violens, ou qu'il a fait usage
de boissons ou d'un régime alimentaire trop
échauffans, les urines, en traversant le canal,
ne déterminent aucun sentiment de cuisson.
Ajoutez à ces signes, que quelquefois le sujet rend
du sang par l'urètre sans se livrer aux efforts
destinés à l'émission des urines, et sans qu'aucun corps étranger ait pénétré dans le canal.

Morgagni (1) donne l'excellent précepte,
dans les cas d'inflammation aiguë, et chez les

______

(1) Loc. cit., epist. 41, n° 14.

individus robustes , de faire précéder la saignée locale par la saignée générale. *J.-L. Petit* avait recours à plusieurs saignées générales avant d'en venir au cathétérisme. *Chopart* et *Désault* mettaient en usage les antiphlogistiques locaux et généraux. *Évérard Home* associe mal à propos les excitans aux émolliens. Si la maladie persiste, il faut pratiquer le cathétérisme. *J.-L. Petit*, *Désault*, *Home*, conseillent avec raison de recourber et de relever beaucoup le bec de la sonde. Ils insistent fortement sur la nécessité de l'habitude de la part du chirurgien dans l'opération dont il s'agit. *Desault* pense que l'on doit préférer la sonde de gomme élastique , pourvu qu'elle offre assez de résistance; il ajoute que souvent une grosse sonde pénètre avec plus de facilité qu'une petite, et que, quand cet instrument arrivé vers la prostate est dans une bonne direction, on peut presser avec force sur lui, parce qu'il suit beaucoup plus facilement la partie rétrécie du canal qu'il ne s'engage dans l'épaisseur de la prostate. Il recommande de faire plusieurs tentatives pour réussir dans cette opération. Il a observé qu'une bougie fixée contre l'obstacle peut, sans l'avoir franchi, donner issue à l'urine. Si la sonde a pénétré facilement dans la vessie, on ne l'y laisse point séjourner; mais il faudrait se comporter tout autrement si l'on avait éprouvé de grandes difficultés. Il n'est pas permis alors de compter sur l'habitude que l'on a de pratiquer le cathétérisme, qui d'ailleurs aurait dans ce cas de plus graves inconvéniens que la présence continuée de l'instrument dans la vessie.

Au reste, il est certain, comme le fait remarquer *Home*, qu'il ne faut sonder que dans les circonstances urgentes. Il cite des observations qui constatent que des sondes courbes, légèrement élastiques et dépourvues de mandrin, lui ont parfaitement réussi. Cet auteur pense que, pour éviter la grande irritation que détermine la présence de la bougie, il faut l'introduire lentement, sans effort, pour pénétrer d'emblée dans la vessie ; que l'on doit laisser séjourner peu de temps cet instrument dans le canal, et qu'il vaut mieux l'y remettre à plusieurs reprises. Il est positif que cette méthode est excellente lorsque les malades peuvent encore débarrasser la vessie de l'urine qu'elle contient ; mais dans le cas contraire, c'est-à-dire lorsque le réservoir urinaire est très-plein, et que le malade n'a pas uriné depuis long-temps, elle constituerait une absurdité. C'est alors que la sonde conique peut être très-utile. Enfin la ponction de la vessie peut être la dernière ressource qui reste à mettre en usage, parce que tous les autres moyens ayant échoué, le malade se trouve dans un danger imminent.

Noël (1) rapporte des observations de succès

______

(1) Journal de Chirurgie.

de ponction de la vessie. *Desault* conseille ce moyen, comme pouvant plus spécialement réussir dans le cas qui nous occupe. Il fait observer que la canule ne doit pas séjourner long-temps dans la plaie. Plus tard nous nous expliquerons sur les avantages et les inconvéniens du cathétérisme, dans lequel on est obligé d'employer de grands efforts pour pénétrer dans la vessie.

Les rétrécissemens dont il est question ont la plus grande tendance à se développer de nouveau lorsqu'une irritation nouvelle se fait sentir au col du réservoir urinaire. Lors même que l'engorgement serait chronique, la grande sensibilité de la prostate et de la partie de l'urètre qu'elle renferme, sa situation profonde, la proximité du col de la vessie, font penser que la cautérisation doit être rejetée; c'est l'opinion d'*Évérard Home.*

Abstraction faite des saignées générales, l'engorgement chronique de la prostate doit être traité de la même manière que l'engorgement aigu ; seulement, en raison de la sensibilité peu marquée dans la plupart des cas, il peut toujours être permis d'entrer d'emblée dans la vessie. Les fondans locaux peuvent être utiles ; et l'application d'un petit nombre de sangsues qui agiront en irritant, produit souvent des effets très-avantageux.

La sonde ouvre souvent les abcès qui proé-

minent dans la portion prostatique du canal
(J.-L. Petit) : alors le pus s'écoule par l'instrument ; et lorsqu'il n'en sort plus, on le retire
de quelques lignes pour le dégager du kyste
purulent, s'il s'y est enfoncé, ou relever ensuite davantage son bec, que l'on fait pénétrer
dans la vessie. L'abcès s'ouvre quelquefois spontanément ; alors les urines sortent mêlées de
pus. *Desault* conseille de laisser la sonde dans
l'urètre jusqu'à ce que le liquide urinaire cesse
d'être purulent, 1° pour empêcher que l'urine
ne vienne baigner la solution de continuité ;
2° pour évacuer de la vessie le pus qui s'y est
amassé. On fait d'ailleurs des injections émollientes à la faveur de la sonde, et l'on prescrit
des boissons légèrement diurétiques.

Si la fluctuation se faisait sentir au périnée,
l'on ouvrirait l'abcès vers ce point.

Dans les engorgemens variqueux de la prostate , les réfrigérans appliqués au périnée, les
demi-lavemens d'eau froide, et quelquefois
même à la glace, m'ont souvent suffi pour
faire uriner les malades. Mais on peut encore recourir au cathétérisme ; alors on préfère la grosse sonde, qu'on laisse à demeure
dans le canal : les pressions qu'elle exerce,
l'irritation et l'écoulement puriforme qu'elle
produit, dégorgent les parois de l'urètre. Les
cordes à boyaux et les bougies de plomb sont
abandonnées. Les pressions lentes exercées par

la sonde, quand il est permis de la laisser séjourner, constituent un moyen très - avantageux. Lorsqu'on pratique le cathétérisme, et
qu'on est assuré que le bec de l'instrument est
à l'endroit rétréci du canal, il faut exercer la
pression lente sur ce point pour faire fuir les
liquides : ainsi l'on pénètre bientôt plus profondément. *Desault* conseillait l'usage des saignées générales et l'application des sangsues
lorsque le cathétérisme ne produit pas l'effet
désiré, et quand, à la suite de cette opération,
le sang ne s'écoule pas, ou ne s'échappe qu'en
très-petite quantité. Au reste, la guérison de
l'engorgement variqueux de la prostate est longue et difficile à obtenir.

Toutes les fois que les calculs prostatiques
ne sont pas à nu dans l'intérieur de l'urètre, il
est impossible d'en constater l'existence. Lorsque le bec de la sonde arrive immédiatement
sur eux, il est difficile de savoir d'une manière
précise si l'on touche un calcul placé dans le
bas-fond de la vessie, ou engagé dans le col de
cet organe : d'ailleurs, il peut arriver que le
cathétérisme ne fournisse qu'une sensation
très-obscure. L'ingénieux instrument de M.
le professeur *Laënnec* doit dissiper alors tous
les doutes, comme dans les cas où il s'agit de
calculs situés dans l'intérieur de la vessie.

Avant d'extraire les calculs prostatiques, on
doit calmer l'inflammation, ou la dissiper en-

tièrement, quand l'indication permet d'attendre
pour pratiquer l'opération de la taille latéra-
lisée. Si le calcul ne correspondait pas à l'incision qu'on vient de faire, il serait facile de
donner à cette solution de continuité la direction nécessaire pour l'extraction du corps étranger. Cette manière d'extraire les calculs est
très-avantageuse quand ils sont prostatiques,
comme quand ils sont urinaires, et qu'ils se
sont formés dans quelques fissures de la prostate.

Lorsqu'un rétrécissement reconnaît pour
cause la goutte, le rhumatisme, la siphilis,
les scrofules, il est nécessaire de combattre
ces affections par les moyens appropriés : sans
cette condition, l'on verrait peut-être échouer
tous les moyens chirurgicaux proprement dits,
ou survenir au moins des récidives. Mais, avant
tout, il faut admettre en principe que, dans
toutes les espèces de rétrécissemens, quand il
existe une inflammation aiguë, l'on doit préalablement employer les antiphlogistiques, et ne
se servir alors d'une sonde que si l'indication
l'exige impérieusement.

Nous avons dit que l'introduction d'une
sonde dans l'urètre sain, mais trop sensible, de
certains individus, pouvait occasioner une contraction spasmodique au-devant du bec de l'instrument : l'on reconnaîtra que l'obstacle tient
à cette cause, s'il y a peu d'instans que le ma-

lade urinait librement; d'ailleurs, ordinairement la présence long-temps continuée de l'instrument dans le canal diminue sa sensibilité, et la sonde pénètre ensuite sans difficulté. Il est cependant des cas dans lesquels le rétrécissement spasmodique persiste, et paraît même augmenté par le moyen que nous indiquons : c'est alors que le chirurgien doit remettre l'opération à un autre moment, et qu'il faut, l'individu étant fort et robuste, pratiquer une ou deux saignées générales, et prescrire les boissons émollientes, les fumigations et les applications de même nature. L'administration de l'opium et du camphre en lavement produit en général sur les sujets robustes, comme sur les individus d'une constitution moins forte, des résultats très-heureux. Quelques bains généraux, quelques bains de siége sont d'une grande utilité.

Chez les individus, qui, comme *J.-J. Rousseau*, et comme le malade de M. *Alibert*, sont affectés de rétrécissemens spasmodiques, les émissions sanguines, si la constitution le permet, conviennent, ainsi que les bains généraux, les bains de siége, les boissons et les applications émollientes : l'on fait concourir au succès de ces moyens un régime doux, et l'éloignement autant que possible des causes de paroxismes. Les lavemens anodins recommandés par *Chopart*, les injections de même nature faites dans le canal, peuvent produire le même effet. On pourrait tenter encore l'usage des bains froids et des lavemens à la même température.

Si le rétrécissemeut spasmodique résistait encore, l'on porterait une sonde jusque sur lui; et quand elle y aurait séjourné quelques instans, on essayerait de l'introduire plus profondément : dans le cas où on ne pourrait y parvenir, on la fixerait dans le canal. Il n'est pas toujours nécessaire que l'obstacle soit vaincu pour que les urines s'écoulent librement; Chopart rapporte plusieurs observations qui constatent ce fait. Lorsqu'il est urgent de sonder, il faut essayer de surmonter le rétrécissement avec les précautions que nous avons indiquées, et sur lesquelles nous insisterons plus spécialement, lorsque nous parlerons du cathétérisme : la ponction de la vessie serait la dernière ressource à employer.

Le rétrécissement spasmodique est-il déterminé par le contact trop irritant des urines, il convient de mettre en usage les boissons émollientes en grande quantité, les demi, les quarts de lavemens émolliens ou anodins, les bains généraux, les bains de siége, le repos, des alimens doux et pris en petite quantité. J'ai toujours vu réussir cette méthode lorsque l'inflammation était légère.

Le rétrécissement qui dépend du spasme et d'une inflammation aiguë ou chronique se reconnaît, 1º aux symptômes de l'une ou de l'autre de ces phlegmasies ; 2º aux paroxismes qu'éprouvent plus ou moins souvent les malades, lorsque les urines commencent à parcourir l'urètre, ou lorsque les individus sont soumis à quelques causes d'excitation, soit locale, soit générale. Il était très-important, je crois, de signaler cette variété de rétrécissement ; car le spasme dans ce cas cède plus facilement que les callosités. La rétention d'urine inspire moins de crainte, et l'on n'est pas obligé de faire des efforts aussi grands et aussi multipliés pour introduire une sonde. Le traitement consiste à combattre d'abord, par des moyens locaux et généraux, l'inflammation aiguë si elle existe, et à employer ceux que nous avons indiqués contre le spasme simple. Quant à l'engorgement des parois du canal, nous ferons connaître plus tard la méthode qu'il convient de mettre en usage.

Lorsque le rétrécissement tient à une inflammation aiguë, il est plus grave si cette inflammation est phlegmoneuse (*Chopart* et *Desault*) : c'est alors qu'il est indispensable de recourir promptement à la méthode antiphlogistique, et que des excitans qui agissent sur le canal intestinal produisent des effets fort avantageux (*Ribes*). Le cathétérisme ne sera permis que quand tous ces moyens auront échoué, et que le danger sera imminent. Doit-on laisser la

soude dans la vessie? Je ne m'y déterminerais
que dans les circoustances ou le cathétérisme
aurait présenté d'excessives difficultés.

Les petits abcès aigus ou chroniques, siégeant
dans l'épaisseur des parois du canal, s'ouvriront
spontanément, ou seront ouverts par le bec
de la sonde; et alors, pour éviter une infiltration
urineuse, on laissera l'instrument dans l'urètre.

L'infiltration de l'urine dans l'épaisseur des
parois du canal peut y occasioner un rétrécissement aigu ou chronique, contre lequel il
faudrait d'abord tenter l'introduction d'une
sonde; mais si l'urine s'infiltrait dans les parties
voisines, on devrait recourir au bistouri pour
lui donner issue.

La cautérisation ne peut convenir ni dans
les rétrécissemens spasmodiques ni dans ceux
qui sont déterminés par une inflammation aiguë.

Lorsque le rétrécissement existe avec une
inflammation chronique, comme dans les cas
où il a lieu sans inflammation, une douleur
légère se fait sentir dans l'urètre, l'urine est
un peu brûlante, et cette sensation est rapportée
par le malade à un point précis du canal ; le
liquide urinaire sort avec difficulté, par un jet
mince, comme filiforme, fréquemment inter-
rompu, et coule enfin quelquefois goutte à
goutte. Le malade fait de grands efforts sans
qu'il puisse désemplir complétement la vessie,
soumise alors à une irritation continuelle qui

détermine très-souvent un catarrhe. Les urines
éprouvant de grandes difficultés à sortir , dis·
tendent quelquefois le point du canal situé
derrière l'obstacle, et forment une tumeur fluctuante. Souvent les malades rendent avec l'u-
rine des stries muqueuses et blanchâtres. Si
l'on parcourt la partie inférieure de l'urètre
avec le doigt indicateur , si l'on porte ce doigt
dans le rectum, on sent parfaitement à travers
les tissus l'engorgement du canal : c'est d'ailleurs
vers le point où la douleur est la plus vive que
la coarctation se rencontre le plus ordinairement. La rétention d'urine produite par ces rétrécissemens peut être plus ou moins complète,
comme dans ceux dont nous nous sommes déjà
occupés. C'est à l'aide de la sonde que l'on reconnaît mieux leur existence et leur profondeur.

Tantôt l'inflammation chronique est bornée
à quelques points de l'étendue de l'urètre ;
tantôt elle en occupe la totalité, et doit produire
des rétrécissemens plus ou moins nombreux :
dans quelques cas les rétrécissemens sans inflammation, que l'on appelle *nodosités*, ne déterminent aucune douleur.

Quelques inflammations chroniques cèdent
très-facilement à la méthode antiphlogistique,
tandis que d'autres ne peuvent être guéries que
par l'emploi des toniques et des excitans. C'est
au médecin clinique qu'il appartient de rechercher les indications, et d'essayer avec prudence,

et successivement, l'une et l'autre de ces méthodes. *Louis* a guéri des rétrécissemens du canal
nasal par le seul emploi des émolliens. J'ai ob-
tenu à l'hôpital de la Pitié la cure radicale
d'une fistule lacrymale à l'aide des antiphlogistiques. Les sétons, les vésicatoires à la nuque,
guérissent très-souvent des callosités de la conjonctive, et quelquefois même des tumeurs et
des fistules lacrymales. Ne serait-il pas permis
de conclure, par une sorte d'analogie, que ces
moyens pourraient convenir contre les rétrécissemens de l'urètre déterminés par une inflammation chronique? J'ai appris, par plusieurs
jeunes chirurgiens anglais, que M. *Abernethy*
obtenait de grands succès en mettant en usage
contre cette affection une méthode thérapeutique à peu près semblable à celle que je viens
d'exposer. D'ailleurs, suivant les indications,
ces moyens concourent à favoriser la guérison,
s'ils sont combinés sagement avec l'emploi de
la sonde. Je pense que quand rien n'exige impérieusement l'introduction de cet instrument,
et que la callosité est accompagnée d'inflammation, il faut commencer par diminuer cette
dernière. Des excitans, des fondans appliqués
à l'extérieur du canal ont-ils pu seuls guérir
des callosités non inflammatoires? Il en existe
quelques exemples.

Les rétrécissemens non inflammatoires chroniques se développent presque toujours à la

suite de gonorrhées anciennes. Un chirurgien attentif qui s'aperçoit que le jet d'urine diminue d'épaisseur, arrête dans le principe les progrès du rétrécissement, et détruit même l'obstacle par l'introduction d'une sonde qui contribue beaucoup à guérir l'inflammation de l'urètre. *Fabre* a souvent employé cette méthode contre les blennorrhées. Mais, si cette inflammation résistait aux remèdes ordinaires, et paraissait devoir se prolonger dix ou trente ans (*Bartholin*), ou pendant tout le reste de la vie (*Astruc*), ou durant une grande partie de la carrière des malades (*Cullen*), si elle menaçait l'individu de cachexie ou de phthisie (*James*), on pourrait, pour prévenir les rétrécissemens, employer des injections fortement astringentes, en même temps qu'on laisserait une sonde à demeure dans l'intérieur du canal. J'ai cité dans ma Dissertation inaugurale plusieurs observations de succès obtenus par ces moyens dont l'action doit cependant être modérée par l'usage des antiphlogistiques. Depuis cette époque, j'ai eu plusieurs fois l'occasion de recourir à cette méthode, qui a toujours été suivie d'un heureux succès.

Nous parlerons plus bas des sondes, de la manière de les introduire, de leurs avantages et de leurs inconvéniens : nous examinerons de même la cautérisation. Nous traiterons de la boutonnière, de la ponction de la vessie, et de l'ablation des callosités. Ces moyens thérapeutiques nous paraissent devoir être développés en général, parce qu'ils s'appliquent à plusieurs cas particuliers : ainsi nous éviterons, autant que possible, les répétitions.

Dans les cas de blessure de l'urètre, que l'on reconnaît à l'issue du sang par le canal, aux symptômes commémoratifs, à la rétention de l'urine, à son infiltration, à son issue par une plaie, la première indication est d'essayer d'introduire une sonde dans la vessie, 1° afin de remédier au rétrécissement primitif, 2° pour prévenir les rétrécissemens consécutifs qui seraient la suite nécessaire de la cicatrisation de la solution de continuité ; on emploie d'ailleurs les moyens généraux propres à combattre une inflammation violente, quand elle a lieu. Si l'urètre avait éprouvé une déperdition de substance assez étendue, l'on pourrait réunir la plaie sur une sonde. M. *Gensoul*, chirurgien en chef désigné de l'Hôtel-Dieu de Lyon, a vu deux fois ce procédé couronné d'un plein succès. On sait qu'on n'emploie pas la sonde à la suite de l'opération de la taille. On remédie à une fracture, si elle existe.

Chopart cite une observation de *Verguin*, dans laquelle il s'agit d'une déchirure de la partie postérieure de l'urètre ; la plus petite sonde ne put pas pénétrer. *Verguin* fit alors la ponction de la vessie au-dessus du pubis, et maintint la canule en place. Les escharres gangréneuses se détachèrent de la plaie du périnée, les urines sortirent par cette plaie, et il ne s'en écoulait nullement par la verge. *Verguin*, après quelques essais faits sur le cadavre, retira la canule de la vessie, lui substitua une algalie courbe, dont il porta le bec dans l'orifice interne de l'urètre. Cette sonde étant fixée par un aide, il en introduisit une autre semblable par l'ouverture du gland, et l'enfonça jusqu'à la plaie du périnée; puis, à l'aide d'un doigt porté dans la solution de continuité, il dirigea cette sonde vers le bec de la première. A mesure qu'il retira celle-ci, il pressa sur l'autre, qu'il fit ainsi parvenir lentement dans la vessie. Le cours de l'urine fut rétabli, et le malade obtint sa guérison dans l'espace de trois mois. *Chopart*, qui a tenté ce procédé plusieurs fois sur le cadavre, assure qu'il lui a très-bien réussi, et le conseille pour les cas semblables à celui que nous venons d'énoncer.

Lucas fut obligé de faire la ponction de la vessie dans un cas de contusion violente du périnée.

La cicatrice des ulcères et des fistules de l'urètre rétrécit ce canal. Souvent ces solutions de continuité sont compliquées de callosités (*J.-L. Petit*), et de carnosités (*Daran*). Pour prévénir ces rétrécissemens, on a sur-le-champ recours à la sonde, et on la laisse à demeure dans l'intérieur de l'urètre.

Lorsque la cicatrice est formée, quelle que soit sa cause, elle donne souvent lieu à des rétrécissemens de forme et d'étendue variées, et dont on peut connaître jusqu'à un certain point la nature par les symptômes commémoratifs. Le rétrécissement est-il léger, les bougies pourront le guérir : est-il considérable, c'est-à-dire, le canal rétréci a-t-il éprouvé une déperdition de substance un peu marquée, on peut appliquer le caustique avec une très-grande espérance de succès.

La dilatation, le plus souvent l'incision conviennent lorsque le méat urinaire, ou l'orifice d'un hypospadias sont trop étroits (*Sabatier*); mais, quand on a incisé, on met presque toujours une mèche dans la plaie, pour empêcher la récidive de la maladie. S'il existait un rétrécissement congénial très-étendu, on ne l'attaquerait qu'après de mûres réflexions. Si une membrane diminuait l'ouverture du canal, on en ferait l'ablation.

Nous avons cité des observations d'absence ou d'imperforation de l'urètre, afin qu'on ne prît pas les uretères pour ce canal.

Nous avons indiqué, en parlant des rétrécissemens déterminés par le gonflement de la prostate, comment l'état variqueux du canal devait être traité.

(69)

L'état mou, spongieux, pulpeux de la membrane muqueuse, semble être caractérisé par
des éjections d'urine, tantôt faciles, tantôt difficiles, et par l'introduction assez libre de la
sonde, qui fournit ordinairement un suintement
et quelquefois un écoulement sanguin. Il est
des malades chez lesquels l'usage modéré du
coït facilite l'émission de l'urine. L'espèce de
rétrécissement dont il est question se rencontre
principalement chez les individus qui se sont
livrés à la débauche. Il faut soustraire le malade
aux causes de cette affection, introduire une
sonde et la laisser à demeure dans la vessie :
les évacuations sanguines sont souvent utiles.

Les brides situées dans l'intérieur de l'urètre
et dont nous ne nous occupons, comme des
carnosités, que parce qu'elles font partie de ce
canal, n'offrent pas de signes caractéristiques,
à moins qu'elles ne soient visibles, et qu'on
ne veuille prendre pour signe pathognomonique de leur existence, une sensation particulière que perçoit la main qui conduit l'instrument. On conseille encore ici les bougies,
les sondes, enfin les caustiques, sur lesquels
nous nous expliquerons plus tard.

Quant aux carnosités, il est impossible d'é-
tablir leur diagnostic, à moins qu'on ne les voie
comme *Daran* (1), *Filz-Gérald*, ancien profes-

____

(1) Loc. cit. p. xxxi. seq.

seur de Montpellier, *Goulard* (1) et *Allies*. Le traitement qui leur convient est également très-peu avancé. *Sœmmering* pense que, dans les cas où elles seraient pédiculées et sortiraient par l'orifice externe du canal, on pourrait les lier ou les exciser. Dans les observations de *Filz-Gérald* et de *Goulard*, la carnosité végétait d'une manière si rapide, que l'on était obligé d'emporter de temps en temps avec des ciseaux la partie qui sortait à travers le méat urinaire. *Galien* parle d'un malade qu'il guérit d'une affection très-grave, et qui rendit avec les urines des espèces de morceaux de chair (*quasi carnis fragmenta*). On peut employer la sonde contre les carnosités, et, lorsqu'elles ne sont pas très-volumineuses, avoir recours à la cautérisation. La ligature semble convenir dans le cas cité par *Sœmmering*.

Tous les rétrécissemens dont nous venons de parler peuvent présenter des complications, d'où naissent des symptômes extrêmement variés, et des méthodes de traitement qu'il serait inutile d'indiquer.

Enfin la prudence exige que, chez les vieillards très avancés en âge et très-débiles, on ne tente pas la cure radicale des rétrécissemens.

On vient de voir que je ne me suis pas occupé des corps inorganiques et étrangers sié-

---

(1) Traité des maladies des voies urinaires.

geant dans la capacité de l'urètre : je pense, en effet, qu'ils ne sont pas du ressort de ma question.

Maintenant que nous avons examiné les moyens curatifs convenables aux rétrécisse-mens de l'urètre, nous allons exposer les méthodes par dilatation et par cautérisation, les comparer entre elles, indiquer leurs avantages et leurs inconvéniens.

Lorsqu'on doit pénétrer dans la vessie en employant beaucoup d'efforts, on s'expose à déchirer les parois de l'urètre; l'autopsie l'a trop souvent démontré. Or, toutes les fois que le malade peut encore rendre ses urines, ou bien qu'il a uriné peu de temps auparavant, et que la vessie n'est pas fortement distendue, ce dont on pourra s'assurer d'ailleurs par le toucher pratiqué dans le rectum, et par l'exploration de la région hypogastrique, si elle n'est pas trop douloureuse, dans ces cas, dis-je, il faut renoncer à entrer d'emblée dans cet organe, et recourir à la dilatation opérée par les bougies, dont l'invention est attribuée à *Alexandre de Tralles*, qui vivait au sixième siècle.

Les bougies de plomb sont abandonnées, ainsi que celles de cordes à boyaux. On préfère ordinairement les bougies de gomme élastique (caoutchouc) de *Bernard*, dont les avantages sont trop connus pour qu'il soit nécessaire de les signaler. Il est très-important qu'elles soient bien confectionnées; car, sans cette condition, elles se rompraient dans la vessie. Depuis quelque temps les exemples de cet accident sont devenus communs. Elles doivent réunir, d'après *Wilson*, la solidité, la flexibilité et le poli.

Les auteurs qui ont fait usage de bougies médicamenteuses ont varié à l'infini leur composition, suivant l'effet qu'ils voulaient produire. Nous ne nous arrêterons pas à indiquer les espèces de ces sortes de bougies; nous dirons seulement avec *Desault* que, par exemple celles appelées *adoucissantes* sont loin d'être propres à calmer l'irritation de l'urètre. On emploie peu les bougies emplastiques. On est convaincu maintenant que la bougie ordinaire, et d'un volume médiocre, n'agit pas seulement comme un coin, mais que, par la pression qu'elle exerce quand on l'arc-boute, et qu'on la fixe ensuite contre l'obstacle à la manière de *Desault* et de *Chopart*, elle produit une inflammation, d'où résulte une augmentation dans l'absorption interstitielle de *J. Hunter*, et une exudation puriforme qui dégage les tissus; qu'enfin, au bout de quelques heures, à moins que le rétrécissement ne soit très-long, elle le franchit, et peut être remplacée par une sonde plus grosse qu'elle.

On pourrait encore employer les bougies très-fines pour surmonter immédiatement l'obstacle et le dilater peu à peu; mais elles ont le grave inconvénient de. se reployer souvent dans le canal avant d'avoir produit l'effet désiré, et d'occasioner beaucoup d'irritation. Cependant quelques praticiens les mettent encore en usage lorsqu'ils rencontrent des malades trop méticuleux. Elles dilatent l'urètre avec beaucoup de lenteur (1).

Dans les cas d'ulcération du canal, on préfère encore ordinairement aux bougies médicamenteuses celles de gomme élastique enduites d'onguent mercuriel ou de toute autre substance que requiert l'indication.

Mais comment introduit-on ces bougies? Après avoir placé le malade dans une position convenable, la bougie étant droite ou légèrement courbée suivant les circonstances, on l'enfonce enduite d'un corps gras dans l'intérieur du canal, et on la roule doucement entre les doigts, pour la faire mieux pénétrer; souvent on la retire et on la refoule alternativement dans le même but.

Comment fixe-t-on cet instrument? Quatre

---

(1) *Sœmmering* avoue qu'il croyait avoir inventé un procédé déjà mis en usage par *Trye*. Lorsque le rétrecissement est si grand que la bougie la plus fine ne peut le franchir, cet auteur injecte dans le canal de l'huile d'olive, ou de l'huile opiacée; il bouche le méat urinaire, et il cherche, en pressant avec le doigt, à faire passer le liquide au delà de l'obstacle. Il répète cette manœuvre jusqu'à ce que la bougie puisse être introduite.

liens attachés sur son extrémité viennent se rendre sur un anneau garni de linge, dans lequel le pénis est largement logé. De la partie de ce cercle qui correspond au pubis partent quatre autres liens, deux de chaque côté. Les deux antérieurs passent au-devant des cuisses, les deux postérieurs derrière ces membres; et tous les quatre vont se rendre sur les parties latérales d'un bandage de corps; là ils sont assujétis par des épingles, ou mieux encore, ils s'engagent dans des espèces d'anneaux formés par un ruban de fil, dont les deux extrémités sont attachées elles-mêmes sur l'espèce de ceinture dont nous venons de parler. Le bandage de corps doit être maintenu en position par un sous-cuissé et par un scapulaire. On pourrait encore nouer les liens qui partent du pourtour de l'anneau, et se dirigent vers l'abdomen, à des brides fixées à un suspensoir bien assujéti. A l'aide de cet appareil, on peut exercer la pression que l'on veut sur l'obstacle contre lequel la bougie s'arc-boute : il ne s'agit que de tendre plus ou moins les liens. C'est seulement dans les circonstances où la rétention d'urine déterminée par le rétrécissement exige, par la rapidité de sa marche, qu'on agisse avec promptitude, que l'instrument doit appuyer fortement sur l'obstacle, et y rester à demeure. Dans les cas contraires, la pression doit être beaucoup moindre, si la sensibilité du canal est trop exquise; et l'on doit même alors laisser séjourner peu de temps la bougie dans cet organe, ou l'y replacer de temps en temps : on accoutume ainsi l'urètre au contact du corps étranger.

Lorsque l'obstacle est vaincu, on introduit dans la vessie une sonde de gomme élastique un peu plus grosse que la bougie elle-même, et l'on fixe ce nouvel instrument à l'aide de l'appareil que nous avons indiqué : alors les liens sont lâchement appliqués.

Nous venons déjà de signaler un cas dans lequel on emploie la sonde ; nous allons maintenant nous occuper des rétrécissemens qui exigent l'introduction de cet instrument dans la vessie, sans qu'on ait eû recours préalablement aux bougies.

Les sondes creuses que l'on employait du temps de *Celse* étaient de cuivre. Les Arabes (1) se servaient de sondes d'argent : les nôtres sont d'or, d'argent ou de platine. La dureté de ce dernier métal, la manière dont il résiste à la pression de la prostate dans certains cas, sa solidité, son inaltérabilité, le font préférer par beaucoup de praticiens. Nous avons dit plus haut qu'on employait aussi les sondes de gomme élastique avec ou sans mandrin. Elles sont préférables toutes les fois qu'on peut les intro-

____

(1) Albucasis, cap. 58, p. 278.

duire, parce qu'elles fatiguent moins le canal. Nous ne parlerons pas de la sonde de corne de *Fabrice d'Aquapendente*, etc.

Déjà du temps de *Celse* les sondes de femme étaient un peu recourbées; mais celles d'homme l'étaient beaucoup plus. *Ducamp* rapporte qu'on a trouvé dans les fouilles d'Herculanum des sondes à double courbure semblables, à très-peu de chose près, à celle de *J.-L. Petit.* Les anciens, comme on peut s'en assurer dans les écrits d'*Ambroise Paré* et de *Fabrice de Hilden*, se servaient de sondes peu recourbées. Au rapport de M. *Deschamps*, on trouve dans *Albucasis* la figure d'une sonde droite. *Lieutaud* (1) dit : « Je puis assurer qu'il n'y a aucun cas, si « l'on excepte la pierre engagée dans l'urètre, « qui puisse empêcher une sonde droite, con- « duite par une main un peu exercée, d'entrer « dans la vessie. »

Les sondes de femme ont six pouces de longueur et deux lignes de diamètre ; mais elles sont ordinairement moins longues et plus minces pour les jeunes filles. Les sondes d'homme ont en général dix pouces et demi de longueur; leur plus grand diamètre est de trois lignes, et le plus petit d'une ligne (*Chopart*). M. *Civiale* avance que M. le professeur *Roux* désirerait

---

(1) Précis de médecine pratique, t. I, p. 648.

qu'on donnât à ces instrumens une longueur
de quatorze à quinze pouces.

Les sondes usitées aujourd'hui sont cylin-
driques. Le professeur *Boyer* se sert avec beaucoup d'avantage d'une sonde conique.

Quand on emploie des sondes courbes, leur
courbure doit varier suivant les obstacles que
l'on rencontre, et suivant les dispositions anatomiques de l'urètre.

Dans beaucoup de cas, la grosse sonde est
préférable à la petite, qui se laisse plus facilement arrêter par les replis de l'urètre. C'est l'o-
pinion de *Fabrice de Hilden*, de *Ledran* et
de *Chopart*.

Lorsqu'il existe un rétrécissement, que la
vessie est énormément distendue, que le malade enfin se trouve dans des circonstances
opposées à celles que nous avons indiquées à
l'occasion des bougies qui s'arc-boutent contre
l'obstacle, et qui sont fixées en place, il faut
pratiquer le cathétérisme. Les sondes de gomme
élastique réussissent rarement, lorsque cette
opération présente d'assez grandes difficultés,
parce que stylet qui les fortifie est trop flexible,
et cède à la résistance que leur offre l'endroit
rétréci du canal.

Du cathétérisme.

Méthode ordinaire. Le malade est couché

en supination, la tête légèrement fléchie sur
la poitrine, le bassin sur l'abdomen, les jambes
et les cuisses sur le tronc. Les cuises, médiocrement écartées, ne laisseront entre elles que
l'espace nécessaire pour le libre passage de la
main; car, si elles étaient trop éloignées l'une
de l'autre, le périnée serait tendu, et l'introduction de la sonde deviendrait plus difficile.

Le chirurgien, placé au côté gauche du malade, saisit l'extrémité de la verge entre les
doigts annulaire et médius de la main gauche;
ainsi l'indicateur et le pouce sont libres et peuvent découvrir le gland et le maintenir dans
une situation convenable. La sonde est tenue
dans la main droite; sa concavité répond à
l'abdomen. Le pouce et les doigts indicateur
et médius sont appliqués transversalement sur
le pavillon de l'algalie. Le premier de ces doigts
est situé sur la partie antérieure, et les deux
autres sur la partie postérieure, tandis que
l'annulaire et l'auriculaire à demi fléchis sont
légèrement écartés et portés en arrière. Mais
quelle sera la position du pénis? On le laissera
sur la partie inférieure de la symphyse pubienne; car, s'il était porté au-dessus du pubis,
il serait impossible, comme le conseille *Ledran*,
de faire marcher la verge sur la sonde et la
sonde sur la verge, puisque le pénis, d'abord
trop relevé, aurait parcouru tout ou presque
tout l'espace qu'il est susceptible de parcourir

lorsqu'on le porte en haut. La position de la verge que nous adoptons est donc préférable. Mais au moment où l'algalie, enduite d'un corps gras, commence à pénétrer dans le canal, elle est tenue parallèlement ou presque parallèlement à l'axe du tronc. C'est seulement après que son bec est arrivé à la partie inférieure de la symphyse qu'elle doit former avec l'horizon un angle incliné en haut de dix à quinze degrés ; car, si on la relevait plus tôt, sa pointe s'arc-bouterait contre les os ; et si on la relevait encore davantage, quand elle est arrivée vers le point que nous venons d'indiquer, elle presserait sur la paroi inférieure du canal. Nous avons dit que la verge marchait sur la sonde ; mais quelle est la direction qu'elle affecte dans sa marche ? Elle doit se mouler sur l'instrument, c'est-à-dire exécuter le mouvement que suivrait une espèce de demi-cercle perforé, dont la capacité serait parcourue par l'algalie.

Lorsque la sonde est parvenue sous la symphyse du pubis, il faut qu'elle devienne perpendiculaire à l'horizon. Alors il est très-important de la relever avec beaucoup de légèreté, et avec une certaine lenteur ; en effet, si on la relève brusquement ou en pressant dans le sens de sa longueur, son bec s'applique avec force contre la paroi inférieure de l'urètre, qui peut être contuse, déchirée, et même perforée. Pour exécuter ce mouvement d'une manière convenable, le chirurgien applique sur la face abdominale de l'instrument la face palmaire de l'indicateur et du doigt médius seulement, ou bien il tient légèrement la sonde entre ces deux doigts. Les doigts indicateur et médius de la main gauche sont appliqués derrière le scrotum et soutiennent l'algalie à travers le périnée. Quand elle est perpendiculaire à l'horizon, l'opérateur la saisit de nouveau, comme lorsqu'il a commencé le cathétérisme, la soulève perpendiculairement, et lui fait ensuite exécuter, pour franchir la partie postérieure du canal et le col de la vessie, un léger mouvement de bascule à l'aide duquel son extrémité externe est portée en bas. Ce mouvement d'élévation place le bec de la sonde au niveau de l'orifice interne de l'urètre, et lui fait éviter les sinus et les saillies situées sur la paroi inférieure de ce canal. C'est encore en relevant la sonde que la partie de l'urètre, située au-devant de la prostate, ne se trouve point déprimée, et que l'opération devient plus facile. Il est aussi des cas dans lesquels l'algalie refoule devant elle la membrane muqueuse, qui forme alors un bourrelet circulaire, que l'on peut effacer ou éviter par le mouvement sur lequel nous venons d'insister. Quelquefois, à mesure que l'on commence à introduire la sonde dans l'urètre, elle semble s'y engager par son propre poids, et pour ainsi dire conduire elle-même la main du chirurgien.

Quand on sonde par le procédé, appelé *le tour du maître*, le malade conserve la même position, que dans la méthode précédente; le chirurgien, s'il est ambidextre, conduit la sonde avec la main gauche, de manière que la convexité de l'instrument soit tournée en haut, et et sa partie droite entre les cuisses du malade : il en place le bec dans l'orifice de l'urètre, et l'enfonce lentement dans ce canal; tandis qu'à l'aide de la main droite, il conduit la verge sur le corps de l'algalie. Lorsque son bec est arrivé vers le bulbe de l'urètre, à l'endroit où ce canal se recourbe sous le pubis, l'opérateur fait décrire à la sonde et à la verge un demicercle, en les portant vers l'aine du côté opposé à celui où il est situé, et de là vers la partie supérieure de la symphyse du pubis. Dans ce mouvement, la sonde doit tourner sur son axe, et le cathétérisme est ensuite achevé selon la méthode ordinaire.

Beaucoup de praticiens ont craint que le mouvement de rotation exécuté par la sonde dans cette méthode, ne froissât ou ne déchirât même la paroi de l'urètre; mais ce danger n'existe pas réellement, si l'on manœuvre lentement et avec précaution. Toutefois ce procédé ne présente pas tous les avantages du premier dans lequel le bec de la sonde file autant que possible le long de la paroi antérieure de l'urètre. M. *Dupuytren* ne met en usage le

tour du maître que quand la méthode ordinaire
échoue, et quand le bec de l'instrument doit
suivre la partie inférieure du canal, pour éviter
ou vaincre plus facilement les coarctations.

On désigne sous le nom de *méthode d'Abernethy* celle dans laquelle le malade est assis sur
le bord de son lit, le tronc demi-fléchi, appuyé sur un plan incliné d'oreillers : les membres abdominaux, à demi fléchis et écartés l'un
de l'autre, reposent chacun sur une chaise. Le
chirurgien, placé entre les cuisses du patient,
saisit la verge avec le pouce, l'indicateur, et le
doigt médius de la main gauche, et refoule légèrement cet organe sur le pubis. Il prend la
sonde de la main droite; il dirige sa concavité
en bas; il a soin que le pavillon soit moins
élevé que le bec qui pénètre dans l'orifice du
canal. En même temps que la main pèse un
peu sur l'instrument de bas en haut et d'avant
en arrière, elle moule la verge sur lui. Lorsque
l'extrémité interne de l'algalie est arrivée contre
la symphyse du pubis, on lui fait exécuter un
mouvement de bascule, à l'aide duquel le pavillon est porté légèrement en haut. On sent
la courbure de la sonde glisser sur le pubis, et
le bec arrive vers le bulbe. Enfin le troisième
temps de l'opération consiste à abaisser en même
temps la verge et la sonde, et à porter le bec de
celle-ci en haut et en avant, afin d'éviter les
obstacles qui se rencontrent à la partie posté-

rieure et inférieure du canal. Je laisse à l'expérience le soin de juger cette méthode. Elle peut avoir quelques avantages lorsque les autres ont échoué.

Telle est la manière dont le cathétérisme s'exécute lorsque la capacité de l'urètre est libre; mais d'autres principes doivent être indiqués pour les cas où le canal est rétréci.

Lorsque la sonde rencontre un obstacle, on doit lui imprimer quelques légers mouvemens de circumduction, en même temps qu'on presse sur elle. De cette manière elle sera plus facilement introduite. C'est dans le même but qu'elle est alternativement retirée et refoulée à plusieurs reprises, afin que les plis de la membrane muqueuse, s'il en existe, puissent être effacés, et les callosités vaincues. Lorsque l'obstacle réside au-devant des bourses, il offre beaucoup de résistance, et souvent le chirurgien est obligé de saisir la sonde à pleines mains, et d'exercer sur elle des pressions très-fortes, en même temps qu'il assujétit solidement la verge avec l'autre main, sans comprimer l'urètre. Au moment où le rétrécissement est surmonté, le praticien sent, entend, pour ainsi dire, un craquement particulier; il semble que la sonde lui entraîne la main, dont il se hâte d'arrêter l'impulsion.

Mais il peut exister un second rétrécissement. *Sœmmering* prétend qu'il est plus facile à vaincre que le premier : cette assertion n'est pas toujours vraie. Une règle générale qui ne souffre pas d'exception, veut que, le premier obstacle ayant été vaincu, on ne retire jamais la sonde au-dessus de lui pour vaincre le second ; parce que l'irritation, déterminée par la présence de l'instrument, pourrait rétrécir davantage le point coarcté du canal, qu'il ne serait peut-être alors plus permis de franchir une seconde fois.

Lorsque le rétrécissement aura son siége près du col de la vessie, le doigt indicateur graissé sera indispensablement porté dans l'intérieur du rectum, où il restera demi-fléchi ; sa face palmaire sera dirigée en avant. Si ce doigt s'est exercé sur le cadavre, il sentira parfaitement et très-exactement l'épaisseur des parties molles qui doivent le séparer de la sonde, et reconnaîtra la direction qu'elle doit conserver pour suivre le trajet du canal. C'est immédiatement au-dessus des sphincters de l'anus que l'algalie sera sentie par le doigt, et qu'il faudra plus spécialement la soutenir et la relever. Si un commencement de fausse route avait lieu, sur-le-champ on s'en apercevrait, et la sonde en serait extraite.

Nous avons déjà dit que l'on devait toujours craindre les fausses routes ; on les évitera mieux dans les cas difficiles, en exécutant le cathétérisme avec lenteur ; en effet, puisqu'une pression de quelques heures, exercée par une bougie qui s'arc-boute contre l'obstacle , et qui est maintenue en place, finit par le franchir ; ces pressions exercées quelques instans par la main du chirurgien peuvent atteindre le même but. Un malade intelligent, auquel j'avais énoncé ces principes, se sonda lui-même pendant que j'étais allé chercher une bougie pour la lui appliquer : la sonde pénétra dans la vessie, et la rétention d'urine guérit bientôt.

Parvenue dans le réservoir urinaire, l'algalie ne doit pas y être enfoncée trop profondément : son extrémité interne, s'appliquant contre les parois de la vessie, les enflammerait, produirait des ulcérations, et même des perforations de l'organe. L'autopsie a démontré ces faits. Pour prévenir des accidens aussi graves, il faut que la sonde n'affecte pas toujours la même position dans la vessie ; que son bec repose tantôt sur le côté droit, tantôt sur le gauche. L'orifice externe de l'instrument doit être bouché avec un morceau de bois de bouleau taillé convenablement. Il paraît utile, à moins qu'il n'y ait contr'indication, que le malade urine rarement : en effet, le réservoir urinaire perdra d'autant plus facilement son habitude de capacité qu'il sera plus souvent désempli : je suis même persuadé que, dans beaucoup de cas, le rétrécissement étant situé assez loin du col de la vessie, il est inutile de faire pénétrer la sonder jusque dans l'intérieur de cet organe.

A quelle époque doit-on remplacer la sonde métallique par une sonde de gomme élastique moins irritante ? C'est quand on peut sans peine imprimer à la première des mouvemens de rotation.

La sonde de gomme élastique doit être changée tous les huit ou dix jours, plus tard, il est à craindre qu'elle ne se brise dans la vessie, ou qu'il ne se dépose autour de son bec des concrétions capables de déchirer le col de cet organe et l'urètre, lors de l'extraction de l'instrument. Ces concrétions pourraient encore rester dans l'organe, et y former le noyau d'un calcul. La sonde qui séjourne trop long-temps dans le réservoir urinaire s'obstrue avec facilité; et si l'on était obligé de l'y laisser, on ferait des injections dans sa capacité, et l'on essaierait de la débarrasser à l'aide d'un stylet ou de tout autre instrument convenable.

Mais la première sonde qu'on introduit n'est pas ordinairement d'un calibre assez considérable pour dilater suffisamment l'urètre ; aussi l'on conseille de la remplacer par des sondes successivement plus volumineuses. Les praticiens pensent que la fréquence des récidives des rétrécissemens est en raison directe de la promptitude avec laquelle l'urètre a été dilaté. La dilatation doit donc être lente ; on doit laisser long-temps dans le canal la dernière sonde dont le malade fait usage.

Lorsqu'on a cessé l'usage des sondes, il faut que le malade évite soigneusement les causes de rétrécissement et d'inflammation. Pour prévenir la récidive, on doit employer des toniques chez les individus d'une constitution faible, lymphatique, et chez lesquels ces moyens ne produisent pas trop d'irritation. Les constitutions opposées réclament les boissons émollientes, les bains, et de temps en temps l'application des sangsues.

La sonde droite peut être utile. Lorsqu'on en fait usage, le pénis est placé dans la position que nous avons indiquée, et à mesure qu'il est entraîné sur l'instrument, celui-ci glisse lentement sous la pression qu'on lui fait éprouver. On peut lui faire exécuter entre les doigts de légers mouvemens de rotation.

De la Cautérisation.

La découverte des caustiques, et leur application dans les maladies de l'urètre, remontent aux temps les plus reculés. *Amatus Lusitanus*, *Ferri*, qui vivaient il y a quatre siècles, faisaient usage des caustiques sous forme emplastique. Ils exploraient préalablement l'endroit où siégeait le rétrécissement avec une bougie composée de cire et de linge. Long-temps après, *Ambroise Paré*, *Guillaume Loyseau*, introduisirent l'usage d'une poudre cathérétique, qu'ils conduisaient sur le rétrécissement à l'aide d'une canule. *Hunter* mit en vogue en Angleterre la cautérisation de l'urètre par le nitrate d'argent fondu. L'appareil dont il se servit d'abord tomba bientôt dans l'oubli. Mais plus tard on employa long-temps, et beaucoup de chirurgiens emploient encore sa bougie armée, qui porte sur l'une de ses extrémités un morceau de nitrate d'argent taillé et enchâssé de telle façon, que sa face antérieure seule est à découvert. On introduit dans l'urètre une bougie du même volume que la bougie armée; et lorsqu'elle est arrivée sur l'obstacle, on fait sur elle contre le méat urinaire, une empreinte avec l'ongle où avec un instrument convenable. On extrait aussitôt la bougie, et l'on connaît ainsi la distance que la sonde armée doit parcourir pour arriver jusqu'à l'obstacle. L'application du caustique dure une minute, et on la renouvelle tous les jours jusqu'à ce que le rétrécissement soit détruit, ce qui est annoncé par le libre passage de la bougie préparatoire dans la vessie. Enfin l'on termine la guérison par l'usage de grosses bougies appliquées une fois toutes les vingt-quatre heures pendant quelques instans.

La méthode de *Hunter* a beaucoup été préconisée ; mais la cautérisation était toujours pratiquée sur la partie saine du canal placé au devant de l'obstacle ; d'où résultait très-souvent une rétention complète d'urine. D'ailleurs, cette méthode expose aux fausses routes, à de graves hémorrhagies, et à des récidives plus graves encore que la maladie elle - même. Le nitrate d'argent peut en outre s'échapper et cautériser le canal dans une grande étendue.

M. *Wately* pratique la cautérisation avec la potasse caustique ; mais son procédé est si défectueux, que nous croyons superflu de l'énoncer.

Charles Bell vante beaucoup la cautérisation ; sa sonde exploratrice n'offre rien de remarquable, et les boules qu'il porte sur le rétrécissement ne signifient rien.

Ducamp emploie d'abord une sonde exploratrice, destinée à reconnaître la profondeur du rétrécissement, et sur laquelle sont tracées les divisions du pied. Ensuite il se sert d'une autre sonde qui porte sur l'obstacle la cire à mouler. Lorsque cette dernière sonde est arrivée contre le rétrécissement, il la laisse en place un instant, afin que la cire puisse se ramollir ; il presse sur elle, la retire, et croit obtenir de cette manière l'empreinte de la coarctation. Dans les cas difficiles, et lorsqu'il s'agit de mesurer l'étendue de l'obstacle, au lieu de la sonde exploratrice, l'auteur se sert d'une autre sonde percée à ses deux extrémités. Si l'ouverture du rétrécissement est au centre du canal, elle se trouve en rapport avec celle de ce conducteur, et la bougie s'engage aisément dans l'obstacle : mais si l'ouverture de la coarctation se trouve vers un point de la circonférence du canal, on emploie une sonde qui présente une éminence sur un point de sa circonférence, et l'on tourne l'éminence du côté opposé à l'ouverture du rétrécissement, afin que la bougie destinée à prendre l'empreinte puisse s'y engager après avoir parcouru la capacité du conducteur.

Le porte-caustique de *Ducamp* a non-seulement l'avantage d'être flexible, puisqu'il est de gomme élastique, mais encore celui de ne toucher que le point rétréci du canal, et de ménager les parties saines. L'application du nitrate d'argent dure une minute, et l'on renouvelle la cautérisation tous les trois jours. Lorsque l'obstacle est détruit, l'auteur emploie, pour obtenir une cicatrice avantageuse, tantôt son *dilatateur*, espèce de boyau qu'on introduit vide dans l'urètre, et qu'on remplit ensuite d'air ou d'eau, tantôt une bougie qui offre un volume plus considérable à l'endroit qui doit correspondre à la cicatrice (*bougie à ventre*).

La méthode de *Ducamp* est très-ingénieuse, et je me plais à payer à sa mémoire un juste tribut d'éloges. Mais je ferai observer, avec quelques praticiens, que la sonde exploratrice peut être arrêtée dans le canal par quelques plis formés accidentellement par la membrane muqueuse, et que l'on prendrait alors pour un véritable rétrécissement ; que d'ailleurs l'empreinte de la véritable coarctation peut être déformée, soit par la réaction de quelques parties de la circonférence du canal sur la cire, soit par la partie de l'urètre située derrière le rétrécissement.

La méthode de *Ducamp* exposera moins souvent que celle de *Hunter* à la rétention complète d'urine, ainsi qu'aux hémorrhagies. L'auteur français, après avoir détruit l'obstacle, emploiera avec succès les moyens propres à dilater le canal et à le maintenir dilaté ; il devra d'autant mieux réussir, qu'il cautérisera plus loin du col de la vessie, et que les rétrécissemens seront moins nombreux et moins étendus. La cautérisation convient surtout dans les cas où l'urètre s'est rétréci à la suite d'une assez grande déperdition de substance. Toutefois, il s'agit ici d'une méthode nouvelle dont quelques praticiens se plaignent depuis quelque temps, malgré les brillans succès qu'elle a obtenus. Nous laissons au temps le soin de la juger.

Si l'on avait l'imprudence d'employer les bougies quand il existe une inflammation aiguë, elles pourraient donner lieu à une rétention complète d'urine. Mais l'inflammation étant légère ou n'existant pas, cet accident doit être extrêmement rare ; leur présence est quelquefois très-douloureuse ; les sondes à demeure dans la vessie déterminent souvent des catarrrhes, quelquefois des ulcérations, des perforations de cet organe, etc. On a vu ces instrumens, surtout lorsqu'ils sont métalliques, augmenter ou produire l'inflammation aiguë de l'urètre, déterminer la gangrène de ce canal et ses fâcheux résultats (*J.-L. Petit.*). Si le scrotum n'est pas soutenu, il peut s'infiltrer, etc.

Pour obtenir une dilatation un peu durable dans les cas graves, il faut que le malade soit traité très-long-temps. L'on sait combien les récidives sont fréquentes à la suite de la méthode dont nous nous occupons, surtout si l'on n'emploie pas les ressources qu'offre la médecine proprement dite. D'ailleurs le plus grand diamètre des sondes que l'on met en usage n'étant que de trois lignes, l'instrument ne pourra pas rendre au canal sa capacité ordinaire. Il est des praticiens qui, pour introduire des corps dilatans plus volumineux, ont incisé le méat urinaire.

Mais n'omettons pas d'indiquer ici que quelques chirurgiens ont proposé d'enlever avec le bistouri la portion rétrécie du canal, et de réunir ensuite les bords de la plaie sur une sonde. *Samuel Cowper* blâme à juste titre ce procédé.

Quant à la boutonnière, *Desault* dit avec raison qu'elle doit être bannie du domaine de la chirurgie.

Lorsqu'on ne peut pas vaincre le rétrécissement, et que la rétention d'urine fait craindre pour la vie des malades, il ne reste d'autre parti à prendre que de faire la ponction de la vessie : elle a réussi un grand nombre de fois ; les annales de l'art en fournissent l'irrévocable témoignage (1). Cette opération, que l'on pratique par le périnée, par le rectum et au-dessus du pubis, donne écoulement aux urines, et laisse aux praticiens le temps de pouvoir vaincre les rétrécissemens de l'urètre.

D'après ce que nous avons dit des rétrécissemens de l'urètre chez l'homme, il est facile de concevoir comment on doit traiter les rétrécissemens rares et peu variés qui se rencontrent chez la femme.

CONCLUSION.

Il est donc évident que la méthode pour guérir les rétrécissemens de l'urètre varie suivant les indications.

---

(1) Dionis, Morgagni, Fleurand, Leblanc, Foubert, etc.

NOTES.

Les rétrécissemens organiques de l'urètre sont presque toujours la suite de blennorrhagies devenues chroniques, ou répétées, ou prolongées pendant des mois, même des années. Si l'on observe les individus qui sont affectés de ce genre de maladies, et si l'on suit avec le doigt la face inférieure de l'urètre derrière le scrotum, et le long de la verge, en comprimant ce canal de bas en haut, on sent assez souvent des espèces de petits tubercules, gros quelquefois comme la tête d'une épingle, d'autres fois plus volumineux, et qui sont, selon toute vraisemblance, des follicules muqueux enflammés et endurcis. Après que l'écoulement blennorrhagique a cessé, tantôt ces tubercules disparaissent, tantôt ils diminuent seulement, tantôt enfin ils restent stationnaires. Assez ordinairement cet état ne cause aucune difficulté dans l'émission de l'urine. Si l'individu éprouve une nouvelle inflammation urétrale, soit à la suite d'un coït impur ou immodéré, soit à la suite d'un excès de table, etc., les follicules muqueux antérieurement engorgés, et qui ont conservé une sorte de susceptibilité particulière, ou qui sont doués, si l'on veut, d'une irritabilité plus grande, ces follicules se développent de nouveau au point qu'il est assez difficile de les faire revenir à l'état normal. D'ailleurs, presque toujours les malades n'y font pour ainsi dire aucune attention, tant qu'ils peuvent encore uriner librement. On voit que ce phénomène est absolument analogue à ce que l'on observe sur les individus qui ont éprouvé plusieurs fois des angines : chez eux les amygdales se phlogosent avec d'autant plus de facilité, qu'elles ont déjà subi une ou plusieurs inflammations, et que souvent la phlegmasie devient chronique, et occasione un engorgement pour lequel on est obligé de recourir à une opération. N'oublions pas d'indiquer que ces dégénérescences organiques de l'urètre, ainsi que des amygdales, se rencontrent plus particulièrement chez les individus d'une constitution lymphatique, et chez ceux qui sont habituellement affectés de phlegmasies muqueuses.

Lorsqu'il existe dans l'urètre un ou plusieurs de ces tubercules dont nous venons de parler, la blennorrhagie est très-difficile à guérir, et se perpétue quelquefois indéfiniment. *J.-L. Petit* a su parfaitement apprécier cette circonstance, et il a remarqué qu'alors l'écoulement, une fois supprimé par l'usage des baumes ou des injections, se renouvelait avec beaucoup de facilité. Il conseille d'employer de suite les sondes, et d'en continuer l'usage jusqu'à la disparition complète de la petite tumeur ; il assure que ce moyen réussit mieux que tous les autres. Il est facile en effet de concevoir que, quand il existe ainsi dans l'urètre un noyau d'inflammation, les moyens ordinaires doivent souvent échouer ; dans ce cas, si l'on se borne à mettre en usage des injections médiocrement astringentes, il arrive que l'écoulement seul est supprimé, et que le tubercule subsiste. C'est probablement dans des cas semblables que l'on a mal à propos attribué les rétrécissemens à l'usage antérieur des injections, tandis que la maladie n'était due qu'à l'augmentation de la tumeur préexistante, et à l'épaississement des parois de l'urètre. Néanmoins, malgré l'autorité de *J.-L. Petit*, et tout en avouant que les sondes sont ici parfaitement applicables, surtout aujourd'hui que l'on a à sa disposition des sondes flexibles, nous ne pensons pas que l'on doive rejeter les injections astringentes. En effet, M. *Lisfranc* a rapporté dans sa dissertation inaugurale plusieurs observations dans lesquelles la présence des tubercules urétraux a été parfaitement constatée, et dans lesquelles les injections ont procuré une guérison complète. Ces observations prouvent aussi que l'on peut rendre les injections beaucoup plus astringentes qu'on ne le fait communément, et qu'elles sont exemptes des inconvéniens qu'on leur a reprochés (1).

(1) Nous consignons ici les observations remarquables rapportées par M. *Lisfranc* dans sa dissertation inaugurale, parce qu'elles prouvent contre un précepte généralement reçu, et parce qu'elles constituent une preuve irréfragable en faveur des injections fortement astringentes.

M..., d'une constitution forte, d'une bonne santé, et d'un tempérament bilioso-sanguin, avait déjà éprouvé plusieurs catarrhes de l'urètre. A la suite d'un coït impur, une nouvelle blennorrhagie se développe avec violence. Six semaines d'un traitement antiphlogistique, de doux laxatifs et des sédatifs sagement ménagés diminuent son intensité. A cette époque, des chancres se montrent sur le voile du palais : on administre les mercuriaux et les sudorifiques. Deux mois après, les symptômes consécutifs ont disparu, et la blennorrhagie persiste. On continue pendant vingt jours les antisyphilitiques, que l'on suspend, persuadé que la viciation générale est détruite. On abandonne ensuite la maladie à la nature l'espace de deux

On voit que ces inflammations des follicules muqueux expliquent d'une manière assez satisfaisante
l'origine des callosités urétrales. Mais ce n'est pas
là la seule manière dont surviennent les rétrécisse-

---

mois : alors sont employés successivement à l'intérieur , les
baumes , les astringens , les toniques , les drastiques, les vésicatoires au périnée, sans aucun succès. Les callosités urétrales
persistent : on peut les sentir facilement à travers les parois de
l'urètre. On a recours sans succès aux bougies , ensuite on passe
aux injections astringentes , qu'on varie de cent manières, et
qu'on combine avec la soude. Toutes les tentatives sont in-
fructueuses.

On en était au onzième mois ; le jeune homme, sur le point
de se marier , était pâle , défait, mélancolique, et menacé de
phthisie : il n'existait pas d'ulcération, autant qu'on pouvait
s'en assurer; la prostate n'offrait point de traces d'engorgement.
M...., décidé à tout entreprendre, usa de 1 gros et demi de
laudanum , et de 2 gros de sulfate de zinc dissous dans
1 once de décoction vineuse de roses de Provins. La douleur fut
excessive, le pénis se tuméfia ; l'inflammation n'était pas fran-
che , l'œdème l'accompagnait ; l'écoulement devint séreux et
si abondant, qu'il inonda chemise, caleçon et culotte. Deux
heures après, nouvelle injection : moins de douleur. Dans la
nuit, trois injections : moins de tuméfaction. Le lendemain,
six injections dans le courant de la journée : le soir, plus
d'écoulement, mais les urines sortent avec difficulté. Averti le
troisième jour , on allait passer une sonde, lorsque le malade
prévint que son canal recouvrait sa capacité ordinaire : en
effet, au cinquième jour, M.... urinait aussi largement qu'avant
sa maladie. Il a fait usage encore quelques semaines de ces
astringens , et depuis trente-six mois il n'avait éprouvé aucune
récidive ni aucun accident; toutes les callosités avaient disparu.

« Étienne F. . . . . , perruquier , ancien militaire, âgé de
soixante ans , presque cachectique , fut traité par des personnes
qui s'occupent beaucoup des maladies vénériennes : cependant
son écoulement chronique, qui datait de quinze ans , persistait,

7

mens à la suite des blennorrhagies. Il est remarquable
que les coarctations de l'urètre, quoique dépendant
de cette dernière maladie, siégent très-communé-
ment à l'endroit du canal environné par la prostate.

---

entretenait un rétrécissement du canal, et déterminait de fréquentes rétentions d'urine : on sondait cet homme difficilement.
Il vint dans les salles du docteur *Bosquillon*, qui, après avoir
fait toutes les tentatives indiquées par *Bell*, confia le malade
à M. *Champesme*. Les callosités étaient sensibles même à la vue :
on passa une sonde d'un calibre que l'on grossit successivement;
on débuta par 1 gros de sulfate de zinc et 1 gros de laudanum dans 1 once d'un liquide astringent. La douleur fut
vive; il sortit des flots de muscosités; les bourses s'infiltrèrent.
Une légère tension de la verge n'effraie point; on porte les injections à 2 gros, et, en quarante jours, plus d'écoulement,
plus d'induration; urines parfaitement libres. Un cautère est
établi à la jambe, et on donne des toniques à l'intérieur. Trois
mois après, l'état du malade était le même qu'au moment de
la guérison. »

« Xavier Laboré, sellier à Saint-Germain-en-Laye, âgé de
vingt-huit ans, était affecté depuis quatre ans d'une blennorrhée
qui avait désespéré tous les médecins du pays. On ne sentait
point de callosité; l'urine coulait assez bien. En vingt jours,
1 gros et demi de sulfate de zinc et de laudanum, employés
jusqu'alors à trop petites doses, supprimèrent le catarrhe; aucune suite fâcheuse n'eut lieu. Après quelques injections, il se
développa des symptômes inflammatoires, l'écoulement devint
abondant et séreux, la douleur s'accrut; les testicules ne s'en-
gorgèrent point. J'ai rencontré plusieurs fois Laboré, qui n'a
pas vu reparaître une gonorrhée dont je le guéris il y a six
mois ; il n'éprouve aucune gêne ni aucune incommodité du
côté des voies urinaires. »

« P. V...., cuisinier, âgé de vingt ans, d'une forte constitution, atteint depuis quelques années d'une blennorrhagie
chronique, vint me consulter au commencement de 1811. L'u-
rine coule avec peine, le canal est rétréci. Avant de recourir à

Il semble que l'irritation sympathiquement transmise au col de la vessie et à la prostate, détermine le gonflement de cette dernière, par une action semblable à celle qui s'observe sur les ganglions lymphatiques correspondant à un point phlogosé. Une

---

un moyen violent, j'essaie sans succès des moyens plus doux. Enfin je me décide à injecter 1 gros de laudanum et de sulfate de zinc dans 1 once de véhicule astringent; l'écoulement est suspendu d'une manière brusque. On continue pendant trois semaines, l'urètre reprend ses dimensions ordinaires, et la cure se soutient. Peu à peu on en vient à 1 gros et demi : point de récidive ni de rétrécissement, peu de douleur et point d'inflammation apparente lors de l'administratrion du topique. »

« Legalois (Joseph) âgé de quarante-deux ans, d'un tempérament lymphatique, d'une stature grêle, domestique de profession, portait depuis cinq ans un écoulement chronique. Cet homme fut traité dix-huit mois à l'hôpital Saint-Louis : M. *Bouillo* épuisa sur ce malade toutes les ressources que j'avais mises en usage l'année précédente. Les bougies, les injections employées, tantôt séparément, tantôt simultanément, n'avaient produit aucun avantage. La blennorrhée semblait toujours vouloir se supprimer, pour reparaître avec une nouvelle intensité. Les drastiques, les vésicatoires, les toniques avaient échoué; et Legalois forcé de mener une vie très-désagréable, souffrait beaucoup au moindre écart de régime. Cet individu avait subi plusieurs traitemens, soit à l'armée, soit à Paris; nous l'avions nous-même soumis aux antisiphylitiques : nous ne soupçonnions pas de complication dartreuse etc. »,

« L'an dernier (1812), ce malheureux vint nous consulter à l'Hôtel-Dieu : nous lui fîmes part du moyen qui nous avait réussi; et, en un mois, une sonde et des injections plus fortes que celles dont on avait usé jusqu'alors le guérirent parfaitement; les callosités disparurent, le jet d'urine augmenta. Depuis ce temps, la guérison ne s'est pas démentie; Legalois nous a assuré qu'il urinait aussi facilement qu'avant la maladie. On a porté ce laudanum et ce sulfate de zinc jusqu'à 2 gros; on

fois engorgée à l'état chronique, la prostate recouvre très-difficilement son état primitif ; elle subsiste long-temps de cette manière, et finit sur le retour de l'âge par occasioner des rétrécissemens difficiles à vaincre et très-dangereux.

---

n'a laissé séjourner la sonde que quinze jours, et Legalois, dont la sensibilité du canal était engourdie, n'a presque pas souffert en s'injectant. Au moment même où il a commencé les injections, qui contenaient d'abord 1 gros de sulfate de zinc et de laudanum, la blennorrhée a diminué, et s'est terminée comme nous l'avons déjà dit. »

« M...., nègre, apportait de Saint-Domingue une chaude-pisse qu'il croyait incurable : il rendait ses urines avec difficulté. Tous les moyens connus avaient été appliqués sans fruit. J'injectai 1 gros et demi de sulfate de zinc et de laudanum par once de véhicule, et en trois mois, à l'aide de la sonde, qui, seule et avec des astringens en moindre quantité, n'avait pas réussi, je parvins à guérir M..... J'ai occasion de le voir souvent ; il urine très-bien, seulement il éprouve chaque année un suintement léger, que du bon vin, appliqué immédiatement sur la muqueuse, fait bientôt cesser. Cette membrane a recouvré toute sa sensibilité ; les callosités sont fondues. »

« Les injections furent excessivement douloureuses. Le premier jour, écoulement très-abondant, séreux, inflammation œdémateuse du prépuce, diminution du jet de l'urine, douleur plus forte en urinant. On continue le même moyen le troisième, le quatrième et le cinquième : canal un peu élargi ; plus de douleur. Le huitième, urètre revenu à son état ordinaire ; mais suintement indolent, que des injections qui ne faisaient plus souffrir et dont on augmentait graduellement la force, dissipèrent. On injectait six fois le jour. »

Depuis l'époque où M. *Lisfranc* a publié ces observations, ce praticien emploie journellement la même méthode, c'est-à-dire les sondes conjointement avec les injections fortement astringentes, et toujours ces moyens sont couronnés d'un plein succès.

L'inflammation chronique peut occasioner de différentes manières les dégénérescences organiques de la prostate. Ces altérations varient par leur nature et par leur forme : tantôt cette glande est molle, facile à déchirer, et peut être aisément traversée par le bec de la sonde ; tantôt elle est dure, de consistance fibreuse, et même cartilagineuse. Souvent aussi on rencontre des concretions pierreuses enveloppées dans le tissu prostatique, et qui paraissent y avoir pris naissance. Lorsque l'augmentation de volume de la prostate a lieu en même temps sur ses parties latérales et sur le point qui correspond immédiatement à l'orifice vésical de l'urètre, cet orifice est soulevé à une distance plus ou moins grande, tandis que les lobes latéraux resserrent de chaque côté l'urètre en s'élevant vers la symphyse. De cette manière, le canal, au sortir de la vessie, semble se plonger dans la prostate, où il forme un cul-de-sac, profond quelquefois de cinq et même de sept lignes. Cet état se rencontre beaucoup plus fréquemment qu'on ne le pense, et rend le cathétérisme très-difficile. Si, dans ce cas, on n'avait pas la précaution de relever fortement le bec de la sonde au moment où elle est arrivée sous la symphyse, on pratiquerait inévitablement une fausse route. D'autres fois la prostate se développe seulement à sa partie moyenne, à l'endroit qui correspond immédiatement à l'orifice vésical, c'est-à-dire dans cette partie que M. *Éverard Home* a nommée *lobe moyen*. Alors on remarque, en examinant l'intérieur de la vessie, un ou plusieurs tubercules plus ou moins volumineux, placés au niveau de l'embouchure de l'urètre, et qui forment à cet endroit une espèce de valvule. Dans les exemples de ce genre rapportés par *Morgagni*, la substance de ses saillies se continuait manifestement avec le tissu prostatique. Ici encore l'orifice vésical du canal est soulevé du côté de la symphyse pubienne. Enfin la prostate peut être engorgée seulement sur ses parties latérales, comme *Hunter* l'a remarqué ; alors l'urètre n'éprouve pas une déviation très-sensible. Il est inutile de dire que dans toutes ces circonstances le canal est nécessairement rétréci, et que le cathétérisme est d'autant plus difficile, que la prostate offre plus de consistance ; on rapporte des observations dans lesquelles le tissu prostatique était tellement ferme, que des sondes d'argent comprimées par lui étaient aplaties.

Nous ne prétendons pas inférer de ces faits que toujours l'engorgement de la prostate soit la suite de la blennorrhagie. Seulement nous assurons que cela se rencontre très-fréquemment ; nous savons qu'une phlegmasie de cette glande aiguë ou chronique, quelle qu'en soit la cause, peut déterminer le même effet.

Beaucoup de praticiens pensent que la blennorrhagie devenue chronique peut s'accompagner d'ulcérations. Cette opinion est extrêmement probable, et l'urètre doit être susceptible de s'ulcérer, à la suite d'une inflammation ancienne, comme toutes les autres membranes muqueuses. Lorsque cette complication existe, l'écoulement est très-difficile à tarir, à cause de l'irritation entretenue par le contact de l'urine sur la surface ulcérée. Si l'on avait quelque raison de soupçonner cette circonstance, il conviendrait de placer à demeure une sonde dans le canal ; ce moyen ferait probablement cesser l'écoulement, et préviendrait un rétrécissement consécutif. Ici les injections n'auraient probablement aucune efficacité. Toutefois il paraît que les ulcérations de l'urètre sont assez rares ; elles peuvent être déterminées par une rupture de cet organe, soit à la suite d'une violence extérieure, soit à la suite d'une chaude-pisse cordée.

Lorsqu'une ulcération, placée sur un point quelconque du canal, vient à se cicatriser sans qu'on ait fait usage d'un corps dilatant, le rétrécissement en est une suite nécessaire. Il serait très-intéressant de connaître d'une manière précise quelle est la nature de la cicatrice dans le cas qui nous occupe. Nous ne serions pas éloignés de penser que cette cicatrice détermine la formation de brides, semblables à celles que l'on observe sur la peau à la suite des brûlures qui ont occasioné une déperdition de substance plus ou moins considérable. Le raisonnement paraît venir à l'appui de cette opinion, et rien ne ressemble davantage à une cicatrice que l'aspect et la consistance des brides urétrales. Nous observerons d'ailleurs que la rareté de celles-ci correspond assez bien à celle des ulcérations.

La blennorrhagie est certainement la cause la plus fréquente des rétrécissemens organiques de l'urètre, mais elle n'est pas la seule comme *Daran* le fait entendre. Une inflammation survenue dans le canal, quelle que soit son origine, peut produire le même effet ; cette phlegmasie peut siéger sur un point circonscrit sur toute l'étendue de la membrane muqueuse ; tantôt elle est érysipélateuse ; tantôt elle est phlegmoneuse. Lorsqu'elle existe avec épaississement des tissus, le rétrécissement peut avoir lieu sur toute la longueur du canal ; mais ce dernier cas se rencontre rarement.

Il paraît que les excroissances fongueuses observées par certains auteurs, et qui ont été appelées *carnosités*, ont presque toujours lieu sur des individus antérieurement affectés de vérole ; elles se rapprochent par cela même de celles qui naissent sur le gland, au pourtour de l'anus, à la suite d'une infection vénérienne. Aussi, dans les cas de cette nature il convient de recourir à un traitement antisyphilitique complet, en même temps que l'on met en usage les autres moyens contre le rétrécissement.

Quelques auteurs n'admettent pas que le rétrécissement puisse être déterminé par le spasme de l'urètre. Mais cette cause est mise hors de doute par un grand nombre d'observations. Lorsqu'on pratique le cathétérisme sur un canal sain, la sonde est quelquefois arrêtée et serrée dans toute sa longueur, sans qu'il soit possible pour le moment de l'introduire plus profondément, ni même de la retirer. Dans ce cas, il s'agit d'un spasme pur et simple. Mais le rétrécissement spasmodique peut aussi être occasioné par une inflammation aiguë et chronique des parois de l'urètre. Alors l'irritation de la membrane muqueuse est transmise à la couche fibreuse, et lui fait éprouver un resserrement, de telle façon, que les parois sont appliquées l'une contre l'autre. Ce phénomène se rapproche par sa nature de celui qu'éprouvent quelquefois les intestins enflammés, et la glotte dans le croup.

Un grand nombre de praticiens regardent les injections astringentes comme déterminant presque toujours tôt ou tard des coarctations de l'urètre, et proscrivent pour cela ce moyen d'une manière générale : il en est même qui pensent que, quand le rétrécissement survient plusieurs années après leur usage, il tient encore à la même cause. Cette opinion nous paraît beaucoup trop exclusive, et nous croyons qu'on ne peut, à la rigueur, attribuer aux injections l'effet dont il s'agit, que dans les cas où il se manifeste, peu de temps après leur emploi. Il est vrai que beaucoup d'individus qui, à quarante ou cinquante ans, éprouvent une ischurie plus ou moins marquée, ou des rétentions d'urine, avouent avoir supprimé une ou plusieurs blennorrhagies à l'aide des astringens, et cela en assez grand nombre d'années auparavant. Mais cette circonstance commémorative paraît-elle mériter autant d'importance qu'on lui en donne? D'ailleurs combien ne pourrait-on pas citer d'exemples dans lesquels les injections ont été tout-à-fait innocentes, et dans lesquels elles ont procuré une guérison complète et exempte de récidive? Observons en outre que ce moyen est souvent le seul sur lequel on puisse fonder quelque espérance de succès. Il n'est pas rare en effet de voir des blennorrhées anciennes résister à l'usage des pilules astringentes, des baumes, des résines, des toniques, des fondans locaux, des vésicatoires au périnée, etc. Souvent aussi cette affection, abandonnée aux ressources de la nature, se perpétue indéfiniment, et expose les malades aux suites les plus graves. Il n'est donc pas raisonnable que le praticien péchant par un excès de réserve mal fondée, renonce à la guérison d'une incommodité dégoûtante, dangereuse, et qui empoisonne la vie du malheureux patient.

Ainsi nous ne pensons pas qu'on puisse regarder les injections astringentes comme une cause ordinaire de rétrécissement de l'urètre, nous croyons même que l'on doit y recourir souvent dans les cas de blennorrhagie ancienne, puisque des observations sans nombre ont déposé en leur faveur d'une manière irréfragable.

S'il est vrai, comme le pense *Sœmmering*, et comme on l'a écrit dans le dictionnaire des sciences médicales, que la goutte et le rhumatisme puissent déterminer des rétrécissemens de l'urètre, il est certain que cela se rencontre très-rarement. Néanmoins, nous ne craignons pas d'élever des doutes sur ces causes ; effectivement, les observations que l'on a citées sont loin d'être suffisantes pour établir cette opinion. D'une part, un individu goutteux, rhumatisant, peut fort bien être affecté d'un rétrécissement, sans qu'on en puisse accuser cesmaladies ; de l'autre, on remarque que, quand une phlegmasie articulaire est supprimée, si elle se reproduit dans un autre lieu, l'irritation se manifeste plutôt sur la vessie que sur l'urètre.

Toutefois, sans nier tout-à-fait qu'il soit possible qu'une coarctation du canal ait quelque rapport avec une de ces affections, nous remarquerons qu'il serait hasardeux de prétendre que la goutte ou le rhumatisme se transportent de toutes pièces sur une surface qui ne paraît avoir aucune sympathie avec les articulations. Il serait très-raisonnable de regarder ce phénomène comme une irritation nouvelle qui aurait suppléé l'ancienne; et c'est ici encore le cas de faire l'application des antiphlogistiques. D'ailleurs nous observerons qu'en supposant un rétrécissement de nature goutteuse ou rhumatismale, il serait alors purement inflammatoire, et ne réclamerait pas pour cela un traitement particulier, et l'on chercherait en vain à le détruire par les antigoutteux et les anti-rhumatismaux. Dans le cas seulement où il aurait immédiatement succédé à une phlegmasie articulaire, il serait permis de susciter cette dernière par des applications irritantes locales, et par des injections astringentes dans l'urètre; encore ferait-on mieux, peut-être, de traiter le rétrécissement seul ou pour mieux dire l'inflammation du canal, que de recourir à la révulsion. Nous avouerons que ces idées de thérapeutique nous sont suggérées seulement par l'analogie et par le raisonnement; car personne n'a établi de règles à cet égard, bien qu'on prétende avoir vu des coarctations urétrales goutteuses et rhumatis males.

Mais, si nous pensons que les rétrécissemens dont nous venons de parler n'ont probablement rien de spécifique, il n'en est pas de même de ceux qui sont dus à l'infection vénérienne. Ici, l'expérience a dissipé les doutes et indiqué la véritable marche du traitement. Toutes les fois, en effet, qu'on a lieu de soupçonner une cause syphilitique, il est indispensable de faire un traitement général, et d'insister particulièrement sur les frictions mercurielles qui constituent, sans aucun doute, le moyen le plus efficace de résoudre les duretés et les callosités du canal. Les frictions devraient être pratiquées sur la face interne des membres inférieurs, et surtout aux aines. On pourrait également les faire le long du canal de l'urètre à l'endroit correspondant à la coarctation comme le recommande M. *Marjolin*.

Si nous examinons maintenant jusqu'à quel point il est possible qu'un rétrécissement soit de nature scrophuleuse, nous éprouvons une grande incertitude. D'abord, on n'est pas encore fixé sur l'essence de la maladie appelée *scrophuleuse*. Les uns la regardent comme une affection *sui generis*, occupant tous les systèmes de tissus, essentiellement héréditaire : d'autres comme une exagération de développement du système lymphatique, et une disposition pure et simple aux engorgemens des ganglions lymphatiques, de même qu'une constitution sanguine est une disposition aux inflammations aiguës. Si, dans cette alternative, nous cherchons, pour éclairer notre question, le résultat des observations, nous ne rencontrons rien de positif. Aucun fait précis ne prouve sans restriction qu'il ait existé une coarctation urétrale déterminée par l'action des scrophules sur le canal. D'un autre côté, si cela était, ne devrait-on pas voir cette espèce de rétrécissement spécialement chez les jeunes sujets, et surtout chez certains individus qui semblent complétement envahis par le vice nommé *scrophuleux?* Or, il n'en est pas ainsi. Cependant l'observation semble avoir démontré que les individus d'une constitution très-lymphatique, lorsqu'ils sont affectés d'une blennorrhagie, présentent plutôt que les autres des callosités urétrales. L'u-

sage des toniques intérieurs , combiné avec la soude
et les frictions mercurielles, est la seule particularité
de la méthode thérapeutique applicable dans ce cas.

Quels que soient le siége , la cause et la nature du
rétrécissement organique, les accidens qu'il produit
sont à peu près les mêmes, et ne varient guère qu'en
raison de l'ancienneté de la maladie et de l'étroitesse
du passage qui reste aux urines. On pourrait établir
beaucoup de degrés, depuis une coarctation légère
ou commençante, jusqu'à la rétention complète :
mais il est facile de s'en former une idée d'après
l'exposition que nous allons faire en décrivant la
maladie à trois époques différentes.

Première période. — Lorsque le rétrécissement est
médiocre et ne fait, pour ainsi dire, que commencer,
l'urine se fait attendre plus long-temps qu'à l'ordinaire ; elle s'écoule plus lentement par un jet plus
mince, irrégulier, bifurqué, tournoyant. La vessie
semble avoir perdu une partie de sa vertu contractile, tandis que le retard et la lenteur de l'éjection
dépendent de l'urètre seul (1). Assez ordinairement

---

(1) Quand il existe un obstacle dans l'urètre, l'urine suit la
loi de progression que suivent tous les autres fluides dans les
canaux inertes. On peut facilement s'en assurer en simulant,
pour ainsi dire, les coarctations au moyen d'une seringue , à la
canule de laquelle on aura adapté une sonde élastique d'un très-
gros calibre ; le liquide chassé avec force, et passant d'un lieu
rétréci dans un lieu plus large, sera lancée à très-peu de distance de l'extrémité de la sonde. Nous ne prétendons pas cependant que le phénomène dont il s'agit se passe dans l'urètre
d'une manière tout-à-fait physique ; il est même probable qu'il
dépend en partie de ce que l'urètre a perdu, sur un point de
son trajet, sa contractilité ordinaire, et de ce que la partie du

le malade n'éprouve à cette période aucune souffrance ; quelquefois seulement l'urine est cuisante ; ce qui annonce l'existence d'un point d'inflammation, car la cuisson se fait toujours sentir dans le même endroit ; d'autres fois il éprouve au périnée un sentiment de pesanteur incommode, qui indique le plus souvent un gonflement de la prostate, ou tout au moins que l'obstacle existe à la région urétrale de cette glande.

Cet état peut subsister très-long-temps sans s'accroître ; mais presque jamais il ne rétrograde, si l'on n'emploie pas des moyens propres à le faire cesser. La phlegmasie chronique établit sur un point du canal une espèce d'hypertrophie qui ne tend qu'à s'accroître ; les parois de l'urètre s'épaississent, s'endurcissent, et plus tard la phlegmasie cessant complétement, il subsiste un rétrécissement alors purement organique.

Seconde période. — A mesure que la coarctation augmente, le jet d'urine diminue progressivement d'épaisseur ; le malade met beaucoup plus de temps pour uriner, parce que le liquide urinaire sort très-lentement. Le besoin de vider la vessie est plus fréquent, et l'on est obligé de se relever plusieurs fois dans la nuit pour le satisfaire. En avançant encore davantage, le point rétréci du canal se dilate avec beaucoup de difficulté, et la rétention est due autant à l'endurcissement qu'il éprouve qu'à l'étroitesse de

---

canal située au devant de l'obstacle ne peut pas s'appliquer avec autant de force sur un jet mince que sur un jet qui le dilaterait complétement.

l'obstacle. L'expulsion de l'urine n'a lieu que par des efforts soutenus, et la vessie ne peut plus se vider complétement. Le liquide urinaire séjourne dans ce réservoir, l'irrite et rend les envies plus fréquentes. Quelquefois la vessie distendue forme au-dessus des pubis une tumeur rénitente, dure et douloureuse à la pression. Le malade, péniblement tourmenté, n'urine plus sans des douleurs très-vives. Dans cette période du rétrécissement, la fatigue, un excès de table, peuvent supprimer l'excrétion urinaire, et mettre le patient en danger.

Troisième période. — Enfin, dans celle-ci, qui est le dernier degré, avant la rétention complète, le jet est tellement faible, qu'il tombe verticalement entre les jambes; ou bien l'urine sort goutte à goutte et en très-petite quantité à la fois; les envies sont presque continuelles, et les efforts auxquels se livrent les malades sont si considérables, que les jambes tremblent, la face se colore, le front se couvre de sueur, et que les matières fécales sortent en même temps que les urines. Cette dernière circonstance oblige les individus à prendre, pour uriner, la position que l'on prend habituellement pour aller à la selle. Les efforts multipliés suffisent quelquefois pour produire des hernies dont le volume ne fait qu'augmenter, de sorte que l'on a plusieurs genres d'accidens très-graves à redouter.

Lorsque le rétrécissement est considérable, et que l'expulsion de l'urine est extrêmement difficile, la vessie se trouve continuellement distendue, son col se relâche, et le liquide urinaire vient distendre la partie du canal située derrière l'obstacle; de sorte que c'est le rétrécissement lui-même qui fait les fonctions de sphincter vésical. Dans cet état la marche, la toux occasionent une douleur vive à la région de la vessie, et font sortir à travers l'obstacle quelques gouttes d'urine qui se répandent sur les vêtemens, d'où naît une malpropreté inévitable. Il est inutile d'insister sur la différence qui existe entre le cas dont il s'agit et l'incontinence ordinaire.

On a vu que, dans les deux dernières périodes, une certaine quantité d'urine était inévitablement retenue dans la vessie. Cette rétention incomplète peut occasioner de très-graves accidens, entre autres, un catarrhe vésical dont la guérison est impossible, tant que l'on n'a pas fait recouvrer au canal son état primitif. Cette complication du rétrécissement de l'urètre exige que l'on emploie les moyens les plus prompts pour rendre au canal toute sa capacité, parce qu'elle augmente considérablement les souffrances du malade, et parce qu'elle peut devenir tout-à-fait incurable. Mais la rétention peut être complète, c'est-à-dire qu'alors il ne sort pas une seule goutte d'urine. Les excès, les écarts de régime, et les autres causes qui déterminent ordinairement ce résultat formidable, font penser qu'il dépend d'un surcroît d'inflammation survenu dans le canal.

Quoique la rétention d'urine soit ici un symptôme des rétrécissemens, pour éviter une trop longue digression, nous nous abstiendrons de décrire les fâcheux accidens qu'elle peut occasioner. Nous nous contenterons d'indiquer la gangrène, la rupture de l'urètre et de la vessie, l'infiltration de l'urine, les dépôts urineux, les fistules, etc.

Lorsque le rétrécissement du canal est assez considérable, c'est-à-dire, du genre de ceux qui rentrent
dans la seconde période, il peut occasioner dans
la fonction de la génération des phénomènes particuliers et très-intéressans à connaître. D'abord,
assez ordinairement l'éjaculation se fait d'une manière imparfaite, de même que l'éjection des urines,
et l'individu se trouve inapte à la reproduction :
cela arrive quand la coarctation est située au devant
de l'ouverture des conduits éjaculateurs. Mais si
l'obstacle est très-considérable, ou si l'éréthisme déterminé par le coït l'augmente au point d'effacer
complétement la capacité du canal, le sperme, au
lieu de s'écouler au dehors, reflue vers la vessie,
pour sortir plus tard seul, ou avec l'urine, dans laquelle il se manifeste par des stries blanchâtres et
épaisses. Cette circonstance rare a été observée par
Morgagni et par *J.-L. Petit.* Il peut encore arriver
que la callosité siége au niveau de l'ouverture ou
sur le trajet des conduits éjaculateurs. C'est probablement dans ces cas qu'au moment où l'éréthisme
est à son plus haut degré, une douleur lancinante
se fait sentir dans l'urètre, et qu'au lieu de sperme,
il ne sort que quelques gouttes de sang par la verge.

Ordinairement le coït augmente la difficulté d'u-
riner, surtout lorsqu'il est répété, et porté à l'excès:
nous disons ordinairement, car il n'est pas très-rare
de voir ensuite l'urine s'écouler plus librement; ce
qu'on remarque surtout dans les rétrécissemens
nommés variqueux. Mais peu de temps après, la
maladie reprend son premier état. D'autres fois le
coït ne paraît pas influer d'une manière sensible sur

(114)

l'émission de l'urine. Néanmoins on peut sans crainte
avancer en thèse générale que le coït est contraire
aux personnes qui sont affectées d'un rétrécissement
de l'urètre.

Les individus atteints de la maladie qui nous
occupe peuvent, comme l'a observé *Home*, éprouver après le coït un écoulement plus ou moins
abondant, et qui a de l'analogie avec la blennorrhagie. Cet écoulement, dû sans doute à un surcroît
d'inflammation survenu dans le canal, se manifeste
avec violence presque immédiatement après l'acte
vénérien, et disparaît au bout de huit ou dix jours
au plus, sous l'influence d'un traitement antiphlogistique. Il est donc presque impossible de le confondre avec une chaude-pisse contractée dans un
coït impur.

Les coarctations de l'urètre, après avoir subsisté
long-temps comme affection purement locale, finis-
sent, en dérangeant l'éjection des urines, par influer
sur les autres fonctions de l'économie. La vessie
irritée, quelquefois enflammée, produit de son côté
des désordres fâcheux : les digestions sont assez
souvent mauvaises, le caractère moral de l'individu
se rembrunit et change presque complétement ; et
ce n'est pas tout-à-fait à tort que l'on a avancé que
la maladie dont *J.-J. Rousseau* était affecté avait
influé sur ses idées d'une manière toute particulière,
en lui inspirant une teinte profonde de mélancolie.
Enfin, une chose remarquable, et que l'on a observée, dans les cas où le rétrécissement était ancien,
ce sont des accès irréguliers de fièvre, simulant quelquefois de véritables accès de fièvre intermittente.

D'après les signes que nous venons d'exposer, on reconnaîtra facilement l'existence des coarctations urétrales. On peut en outre, pour acquérir plus de certitude, explorer le canal à l'aide d'une bougie, et bientôt l'on aura le signe pathognomonique de la maladie. Toutefois, rappelons ici que l'on ne devrait pas toujours s'en rapporter à la bougie seule; car il pourrait arriver que l'urètre se coarctât fortement sur elle par une action purement spasmodique. Dans le rétrécissement organique, la main du chirurgien éprouve une résistance qui arrête la bougie dans un point précis du canal; ce qui est très-facile à apprécier lorsqu'on possède une certaine expérience. Au contraire, dans le resserrement spasmodique, l'urètre s'applique avec force sur le corps étranger, le serre circulairement dans toute son étendue. Si cette dernière circonstance se rencontrait, on devrait employer les moyens indiqués contre le spasme, et l'on ne tarderait pas à pouvoir acquérir sur la maladie des notions précises.

Nous avons cru qu'il était utile d'insister, plus qu'on ne l'a fait dans la plupart des ouvrages de chirurgie, sur les causes des rétrécissemens, et sur les signes à l'aide desquels on peut en constater l'existence, parce qu'il est extrêmement important de remédier à la maladie avant qu'elle ait fait des progrès. A cette époque, l'introduction de la sonde n'offre presque aucune difficulté; l'on n'est pas exposé à faire de fausses routes; en un mot, la guérison est, sous tous les rapports, beaucoup plus facile. Malheureusement, le malade ne sent pas assez le danger de sa situation, et très-souvent il attend jusqu'à la dernière extrémité pour consulter les gens de l'art.

Les rétrécissemens de l'urètre, de quelque nature qu'ils soient, et quelle que soit leur ancienneté, constituent une maladie très-grave, et à laquelle il convient de remédier aussitôt qu'on l'a reconnue. En effet, il ne faut pas espérer de la voir cesser spontanément. Néanmoins la gravité varie selon le siége, la nature, le nombre, l'étendue, l'ancienneté des coarctations, l'âge, la constitution des sujets, etc. Les rétrécissemens sont d'autant plus difficiles à guérir qu'ils sont situés plus profondément, qu'ils sont plus nombreux et plus anciens, enfin qu'ils sont plus considérables en étendue ou en épaisseur ; cela se conçoit si facilement, qu'il est inutile d'y insister. Mais une chose que l'on a trop négligée généralement, c'est la considération de l'âge du malade ; il est positif que, chez les individus âgés, la fibre est plus roide, moins susceptible de dilatation, ce qui rend le traitement très-long, difficile, et quelquefois la guérison impossible. Ajoutez à cela qu'à cette époque de la vie on est très sujet aux catarrhes vésicaux ; que les bourses s'infiltrent facilement ; que le contact de l'urine sur la peau occasione souvent des inflammations ; et qu'enfin, s'il survient un abcès urineux, la mort est presque inévitable. D'une autre part, la constitution n'influe pas moins sur la facilité de la cure des coactations : ce qui est aisé sur un sujet fort, jeune, susceptible de réaction, est fréquemment impossible sur un vieillard débile. N'oublions pas de faire remarquer que, dans la vieillesse, les rétrécissemens siégent, pour la plupart, à la région prostatique ; que la prostate engorgée, endurcie, ne peut pour ainsi dire plus permettre à l'urètre de reprendre sa capacité. Cette dernière considération est très-importante, et si réelle, qu'il est rare, comme *Ev. Home* l'a avancé, et comme on peut s'en assurer tous les jours dans les autopsies cadavériques, de rencontrer sur les vieillards la glande prostate parfaitement saine. C'est également sur les sujets avancés en âge qu'on a lieu d'observer le plus de récidives : à peine ont-ils quitté la sonde, que l'urine sort de nouveau avec difficulté ; et souvent ils sont obligés d'en faire usage presque continuellement, ou bien à des intervalles très-rapprochés.

Réflexions sur quelques moyens thérapeutiques des rétrécissemens de l'urètre.

Il est extrêmement commun d'avoir à traiter des phlegmasies légères du canal, soit parce qu'elles occasionent un écoulement médiocre, soit parce qu'elles déterminent un rétrécissement spasmodique. Dans les cas où l'urine sort en produisant une sensation de cuisson très-désagréable, et fait contracter l'urètre, on conseille les boissons émollientes et les autres moyens antiphlogistiques. Ce traitement est très-rationnel, et réussit assez bien, si l'inflammation est récente : mais si la maladie est ancienne, et a déjà produit un commencement de coarctation urétrale, l'application des moyens curatifs offre beaucoup d'incertitude ; car c'est peu d'avoir découvert la nature de la maladie dans le cas dont il s'agit ; on est souvent obligé d'agir en tâtonnant, et d'essayer tour à tour des moyens différens, de passer des excitans aux émolliens, ou de les combiner. Dans cette période inflammatoire chronique, on prescrit avec le plus grand succès les baumes et les résines, et surtout le copahu et la térébenthine. Quelques praticiens prétendent que ces substances agissent en produisant une dérivation sur le canal digestif. Sans nier qu'ici l'irritation intestinale soit utile et concoure à la guérison, nous éleverons des doutes sur cette manière de voir; car, dans cette supposition, un purgatif quelconque devrait produire le même effet, et la purgation paraîtrait indispensable. Mais il n'en est pas ainsi, à notre avis : nous croyons que les baumes et les résines, et surtout la térébenthine et le copahu, agissent spécialement sur l'appareil urinaire. Nous fondons cette opinion sur ce que ces substances guérissent souvent sans occasioner de dévoiement, et sur ce que peu de temps après leur administration l'urine acquiert une odeur particulière. On pourrait croire que ces médicamens, sensiblement excitans sur le canal intestinal, le sont également sur l'appareil urinaire. Mais chose remarquable, aussitôt que l'urine commence à acquérir cette odeur spécifique, ce qui arrive dix ou douze heures environ après l'administration de la première dose, elle devient beaucoup moins irritante : aussi, dans le cas où un individu éprouverait des ardeurs en urinant, nous n'hésiterions pas à recourir à l'emploi des substances dont il s'agit.

Cette manière de voir, sur l'action du copahu et de la térébenthine, se trouve confirmée par les travaux récens de MM. *Ribes* et *Delpech*. Ces deux praticiens se sont occupés à peu près en même temps

de recherches sur l'administration du copahu, et
sont arrivés l'un et l'autre à des résultats semblables,
que nous croyons devoir consigner ici. 1° Il est inutile de laisser couler long-temps une blennorrhagie,
et ridicule de penser que la suppression de la matière
de l'écoulement puisse nuire de quelque façon à la
santé du malade, lorsqu'on emploie d'ailleurs les
précautions d'usage. 2° Les individus s'exposent à
une foule d'accidens en conservant une inflammation
de l'urètre, et peuvent la porter indéfiniment. 3° Le
copahu, administré à haute dose (d'une once et demie à trois onces), dans la période même d'acuité,
diminue la douleur, produit un dévoiement très-
abondant, et guérit sans retour la blennorrhagie,
ordinairement dans l'espace de trois ou quatre jours.

Avant les travaux de MM. *Ribes* et *Delpech*, on
conseillait, en général, de n'administrer le copahu
qu'après la cessation presque complète de la douleur.
On avait remarqué effectivement que cette substance
augmentait assez souvent la phlegmasie lorsque l'é-
jection de l'urine était encore douloureuse; mais
il paraît qu'on agissait avec trop de réserve. En
effet, beaucoup de praticiens ont suivi l'exemple des
auteurs dont nous venons de parler, et les journaux
de médecine ont retenti de leurs nombreux succès.
Cependant il serait absurde de prétendre que le copahu convient dans tous les cas. Il est contr'indiqué toutes les fois que l'estomac est irritable ou en-
flammé. Nous avons souvent administré, avec succès,
le baume de copahu, tantôt à haute dose, tantôt à
faible dose. Mais nous lui avons vu quelquefois produire une gastrite, des gastro-entérites, et même de

la fièvre chez des sujets bien portans d'ailleurs , d'un tempérament sanguin, et qui ne paraissaient pas devoir en éprouver cet effet. Aussitôt qu'on s'aperçoit que le baume irrite trop, on en suspend l'usage, et l'on voit cesser ces accidens , qui n'ont jamais eu de suites fâcheuses. Il est à remarquer que les inflammations produites artificiellement sont , pour l'ordinaire , beaucoup moins graves que celles qui surviennent spontanément , et disparaissent avec une extrême facilité sous l'influence du traitement antiphlogistique. Mais, à part ces exceptions et quelques autres, que le médecin clinique saura distinguer, on ne pourrait trop recommander l'usage de cette substance. Elle a été quelquefois conseillée en injections, et nous croyons qu'on l'emploie trop rarement de cette manière.

On a vu , d'après les observations que nous avons citées plus haut, que les injections fortement astringentes constituaient un moyen héroïque contre les écoulemens anciens , et les nodosités de l'urètre; mais, malgré l'heureuse audace avec laquelle elles ont été administrées , il ne serait pas prudent d'établir en précepte général qu'elles doivent l'être subitement, à haute dose : effectivement, elles ont déterminé plusieurs fois des phlegmasies assez violentes , qui, bien qu'elles n'aient pas eu de suites fâcheuses , pourraient inspirer de justes inquiétudes dans des circonstances moins favorables. L'inconvénient que nous signalons est à peu près le seul que l'on puisse justement reprocher aux injections fortement astringentes. Or, on pourra toujours l'éviter d'une manière certaine, et jouir sans danger de tout le bénéfice de cette méthode, si l'on a l'attention de graduer successivement la qualité astringente du véhicule: à la vérité, la guérison sera plus longue à obtenir; mais cette considération est de peu de valeur; et à moins que l'individu n'ait de puissantes raisons pour être promptement débarrassé, il vaut mieux agir avec plus de réserve.

Lorsqu'on veut recourir à l'usage des injections, on doit commencer par employer un liquide presqu'adoucissant, afin d'essayer pour ainsi dire la sensibilité de l'urètre; puis l'on suspend dans le véhicule des substances de jour en jour plus astringentes, soit en augmentant leur dose, soit en variant leur composition. Il serait inutile de citer les médicamens que l'on peut employer dans le cas dont il s'agit. La graduation successive des injections doit être augmentée presque tous les jours, ou, pour mieux dire, toutes les fois que ce moyen a cessé de produire une douleur vive. Il faut avoir également l'attention de les répéter d'autant plus souvent dans la journée, qu'il y aura plus long-temps qu'on les emploie: ainsi l'on peut faire de deux à six ou huit injections. Il semble, d'après ce raisonnement, qu'on devrait en discontinuer l'usage dans le cas où elles auraient déterminé un surcroît d'inflammation, pour les reprendre après la cessation de cette espèce de paroxysme. Néanmoins, dans beaucoup de cas, on pourrait, sans s'effrayer de la phlegmasie, continuer l'emploi du même moyen, comme on l'a fait dans plusieurs des observations citées plus haut. Toutefois nous avouerons que cette question est extrêmement délicate, et qu'il est difficile d'établir ici un précepte invariable. C'est au praticien qu'il appartient de juger, pour le cas présent, ce qui convient le mieux à la constitution de son malade.

Les astringens paraissent agir en resserrant les vaisseaux capillaires dilatés par l'afflux du sang : leur action sur l'urètre est absolument semblable à celle qu'ils exercent sur la conjonctive, lorsqu'on les emploie pour une ophthalmie chronique. Mais nul n'a prouvé encore que cette action fût transmise à toutes les couches de l'urètre, de manière à déterminer un rétrécissement permanent; il y a plus, si les astringens diminuent le calibre des petits vaisseaux de l'urètre, ce canal doit devenir nécessairement ensuite plus large. D'autres fois ils agissent à la manière des excitans, c'est-à-dire, qu'ils raniment l'inflammation indolente, et la rendent plus facile à guérir. Mais pour que les injections astringentes produisent l'effet désiré, elles doivent être continuées jusqu'à la guérison complète, et même pendant quelques jours après, pour empêcher la récidive de la maladie. Cette méthode de traitement comprend quelquefois un temps assez long. Dans des cas heureux, quelques jours suffisent; d'autres fois il faut la continuer un ou deux mois.

Malgré l'efficacité des injections astringentes, et les nombreux succès qu'elles ont obtenus, on pourrait les voir échouer, si l'on ne combinait pas leur usage avec l'emploi méthodique des sondes élastiques. L'irritation de l'urètre paraît en effet souvent entretenue par le passage de l'urine; de sorte que, chaque fois que le malade vide sa vessie, il perd l'amélioration qu'il avait obtenue : aussi le moment le plus favorable pour faire les injections est toujours celui où le malade vient d'uriner (1). Les sondes employées dans le cas dont il s'agit ont d'ailleurs l'avantage de contribuer de leur côté à la destruction des callosités urétrales.

Il ne faut pas perdre de vue que, pour obtenir des injections astringentes tout l'effet qu'elles sont susceptibles de produire, on doit les faire avec une exactitude scrupuleuse, et avec beaucoup de précaution. Nous sommes en effet très-persuadé qu'elles réussiraient dans des cas où elles échouent, si elles étaient bien faites. La manière dont elles doivent être mises en usage est généralement mal décrite, et nous donnons ici le procédé que nous croyons le meilleur, puisque ce moyen est un des préservatifs les plus efficaces des rétrécissemens de l'urètre.

On se sert, pour pratiquer les injections dans le canal de l'urètre, d'une seringue d'étain ou d'ivoire d'un médiocre volume, pouvant contenir à peu près une once de liquide. Le piston doit jouer avec facilité, et la canule doit être courte et parfaitement bien arrondie, ou, mieux encore, faite de gomme élastique, afin que l'instrument ne produise pas sur le canal une trop grande irritation (2). La seringue

---

(1) M. *Lugol*, médecin de l'hôpital Saint-Louis, assure avoir guéri un grand nombre de chaude-pisses anciennes et rebelles, par l'usage d'injections d'eau froide faites dans l'urètre chaque fois que le malade vient de rendre ses urines.

(2) On trouve, chez les fabricans d'instrumens de gomme élastique, de petites poires en caoutchouc, telles qu'on les vend

étant remplie, le malade qui a dû auparavant rendre ses urines, la tient, par sa partie moyenne, entre le pouce et les doigts médius et annulaire de la main droite, tandis que l'indicateur de la même main se place dans l'anneau du piston. Le pénis est maintenu entre les doigts auriculaire et annulaire de la main gauche, douze lignes à peu près en arrière du gland, et l'extrémité de celui-ci se trouve fixée sur la canule par l'index et le pouce de la même main. Pour empêcher que le liquide ne pénètre trop profondément, et n'agisse sur des parties saines, on conseille en général de comprimer l'urètre douze lignes en arrière du gland avec les doigts qui sont placés sur ce point. Ce précepte est bon pour les cas où la blennorrhée existe dans la fosse naviculaire. Mais quand il s'agit d'une inflammation ou d'une callosité situées plus profondément, comme cela arrive fréquemment, il faut, comme le conseille M. *Lisfranc*, placer un tampon de linge ou de charpie sur le canal, derrière le scrotum, et à peu près à un pouce et demi du col de la vessie. Ensuite le malade se met à cheval sur le bâton d'une chaise

---

dans le commerce, offrant un volume à peu près égal à un œuf de poule pintade : au collet de la poire est adaptée une canule faite de la même substance. Ce petit instrument peut remplacer la seringue. Pour l'emplir, on comprime la poire assez fortement pour effacer complétement la cavité intérieure ; on place l'extrémité de la canule dans le véhicule de l'injection, et aussitôt que l'on cesse la pression, le liquide monte, et va remplir la cavité de l'outre, d'où il peut ensuite être chassé par une pression graduée. Cet instrument est extrêmement commode, et n'irrite jamais l'urètre.

ou sur un bras de fauteuil, de manière que le tampon, reposant à l'endroit indiqué, puisse comprimer le canal exactement. De cette façon, la main gauche est presque entièrement libre, et la manœuvre devient beaucoup plus facile.

L'urètre étant comprimé de l'une de ces deux manières, et toujours en arrière de l'endroit sur lequel on veut agir, le malade introduit l'extrémité de la canule, de quatre lignes environ, dans le méat urinaire, et dans la direction du canal, afin de ne pas l'irriter. Le pouce et l'index de la main gauche, appliqués sur les côtés de l'extrémité du gland, le fixent et le compriment sur la canule avec exactitude, afin d'empêcher le véhicule de sortir à mesure qu'il entre. Ces précautions étant bien observées, le doigt indicateur presse avec lenteur sur le piston, et quand l'urètre est rempli depuis l'endroit comprimé jusqu'à l'extrémité du gland, on s'arrête pour laisser séjourner le liquide dans le canal. On peut, si l'on veut, retirer la seringue de suite, avec l'attention de ne pas laisser encore échapper la matière de l'injection. Il faut avoir soin de ne pas pousser une trop grande quantité de véhicule, dans la crainte de distendre violemment le canal et d'augmenter l'inflammation.

On dit, dans les ouvrages sur les maladies vénériennes que le véhicule doit rester dans le canal l'espace d'une demi-minute; mais si l'on suivait toujours ce précepte, souvent on n'obtiendrait aucun succès. La durée de ce séjour doit être basée sur la qualité plus ou moins astringente du liquide, et sur la douleur ou l'espèce de constriction qu'il produit. Ordinairement, une demi-minute ne suffit pas;

et le plus souvent la matière de l'injection doit être tenue incarcérée une minute, et même deux. Quand la douleur devient trop forte, on débarrasse l'urètre en cessant la pression du gland. Le liquide étant écoulé, on réitère l'opération jusqu'à ce que la seringue soit vide, en laissant entre chaque injection deux ou trois minutes d'intervalle.

C'est en suivant tous ces petits détails, beaucoup plus importans qu'on ne le pense, qu'on parvient à tarir des écoulemens interminables, et qu'on détruit des callosités, et par conséquent des rétrécissemens déjà commencés, et qui peuvent devenir très-graves.

Nous avons dit que les injections devaient être successivement graduées, et portées souvent à une qualité astringente très-forte. Il est difficile d'indiquer les doses d'une manière précise. D'ailleurs la sensibilité, l'idiosyncrasie individuelles doivent être prises en grande considération. Quand on s'aperçoit après dix ou quinze jours que l'injection ne produit pas un effet suffisamment avantageux, il faut la changer et en varier souvent la composition. Il est remarquable, en effet, qu'une substance peut, dans certaines circonstances inexplicables, produire des résultats qu'on n'avait pas obtenus d'une autre substance en apparence de même nature que la première, et souvent plus astringente : cela se remarque surtout quand on passe de l'emploi des minéraux à celui des végétaux. Cela étant, il faut donc varier souvent la matière des injections, passer du vin ordinaire au vin de Bordeaux, de Porto ; de l'acétate de plomb, de zinc, de l'alun, aux décoctions concentrées de quinquina, de bistorte, de ratanhia, d'écorce de chêne, de marronier, etc., etc.

———

Dans un moment où l'on cherche à faire revivre les sondes droites, il n'est pas inutile de voir jusqu'à quel point ces instrumens peuvent servir dans la pratique chirurgicale. Elles ne diffèrent des autres que par leur défaut de courbure, comme leur nom l'indique. Bien que leur invention remonte à un temps très-reculé, les auteurs modernes paraissent les avoir négligées. M. *Civiale* s'en est occupé d'une manière particulière. Nous donnons, d'après lui, la description du procédé opératoire à l'aide duquel on les introduit, afin de fournir un complément à l'article *cathétérisme.* « La position du malade est à « peu près la même que dans les cas ordinaires; le « chirurgien se place à son côté droit, tenant la « sonde avec le pouce, l'indicateur et le doigt du « milieu : le premier est tendu, les deux derniers « sont fléchis. Le pavillon de la sonde appuie sur le « bord externe de l'indicateur, à l'articulation de la « phalange, avec la phanlangine de ce doigt; la main « est dans une demi-supination. Avec l'annulaire et « le petit doigt de la main gauche, le chirurgien fait « glisser le prépuce derrière le gland, qu'il met ainsi « à découvert : avec le pouce et l'indicateur de la « même main, il saisit la verge, soit par les côtés, « soit en pinçant une portion du prépuce; il tire « légèrement sur elle, de manière à l'allonger autant « que possible, sans cependant déterminer de dou- « leur; il l'abaisse en même temps au point de lui « faire former un angle très-ouvert avec la paroi « antérieure de l'abdomen. »

« Les choses étant ainsi disposées, la sonde plon-
« gée dans un liquide chaud, et enduite d'un corps
« oléagineux, on procède à son introduction. Elle
« glisse pour ainsi dire d'elle-même jusqu'à la par-
« tie antérieure de la symphyse, au-devant de la-
« quelle on la sent ordinairement descendre. Arrivée
« à la partie antérieure de cette symphyse, elle
« éprouve de la résistance. Si, suspendant alors l'opé-
« ration, la main gauche prend la place de la droite,
« et que l'on porte l'indicateur de celle-ci sur le pé-
« rinée, immédiatement au-devant de l'anus, on
« sentira aisément le bec de la sonde, à laquelle on
« peut imprimer de légers mouvemens de percussion,
« pour rendre la chose plus sensible. On le sentira
« également si, au lieu de porter l'indicateur sur le
« périnée, on l'introduit dans le rectum, ce qu'il
« faut toujours faire dans le cas de rétrécissement.
« Reprenant ensuite l'opération, l'on abaisse la verge
« au point de lui donner une direction à peu près
« parallèle avec la paroi antérieure de l'abdomen.
« Au même instant le bord cubital de la main gau-
« che appuie sur la saillie que forme le pubis ; ce qui
« tend à l'abaisser aussi. La main droite, de son côté,
« exécute un petit mouvement de rotation par lequel
« le bec de l'instrument se trouve porté en haut ; dès
« lors on continue à faire cheminer la sonde vers la
« vessie, où elle arrive sans peine (1). »

Il est extrêmement facile de pratiquer le cathétérisme avec une sonde tout-à-fait droite, quand l'urètre

----

(1) *Civiale*, Nouvelles Considérations sur la rétention d'urine,
p. 32, P. 1823.

est libre. Mais on réussira rarement s'il existe une coarctation un peu considérable. Aussi recommande-t-on dans ce dernier cas, de donner au bec de la sonde une courbure de six à dix lignes, afin, dit-on, de suivre avec plus de facilité les déviations dont l'urètre est susceptible, comme s'il était possible de les reconnaître d'avance. Il est évident que le cathétérisme sera impossible si la portion prostatique présente l'énorme cul-de-sac dont nous avons parlé, et l'on s'exposera à pratiquer une fausse route. Il en sera de même si le bec de l'instrument s'engage dans un sinus insolite, ce qui arrivera d'autant plus facilement que la courbure sera moins grande. Ainsi, comme il est à peu près impossible de s'assurer de ces circonstances, nous n'hésitons pas à donner la préférence aux sondes ordinaires, et nous croyons qu'on a beaucoup exagéré les avantages des sondes droites ou presque droites ; car dans le petit nombre de cas où elles peuvent convenir, elles peuvent être remplacées par les autres.

Les partisans de la cautérisation, et les inventeurs de nouvelles méthodes font tous leurs efforts pour proscrire le cathétérisme forcé, et à plus forte raison encore les sondes coniques du professeur *Boyer*, comme s'ils avaient des moyens meilleurs à leur substituer : s'ils n'avaient voulu parler que de leur application, dans les cas où le malade peut encore uriner en partie, peut-être l'auraient-ils fait avec des motifs plausibles. Mais il n'en est pas ainsi, et selon eux, la proscription devrait être générale. Examinons jusqu'à quel point ces opinions exclusives sont fondées. Lorsque le rétrécissement détermine une ré-

tention complète, que la vessie, énormément distendue, menace de se rompre, et que les jours du
malade sont en danger, il est urgent de donner issue
aux urines, et l'on a pas un moment à perdre. On
ne peut songer à la cautérisation, dont l'effet serait
trop lent ; on est même privé de la possibilité de se
frayer préalablement une route à l'aide des bougies ;
en un mot, il faut absolument pénétrer dans la vessie dans le plus bref délai. Assez ordinairement un
praticien exercé atteint le but désiré à l'aide des
sondes métalliques ordinaires ; mais encore ces instrumens peuvent échouer. Doit-on alors recourir à
la sonde conique ? M. *Boyer*, comme on le sait,
n'hésite pas à le faire. Cette méthode trouve plus de
détracteurs que de partisans, et on lui reproche, non
sans raison, d'exposer davantage aux fausses routes ;
mais il est absurde d'insister sur l'abus qu'on peut en
faire ; car quel que soit l'avantage d'un bon moyen,
si l'on en abuse, il deviendra mauvais. D'ailleurs,
l'opération que réclame l'état du malade demande,
de la part du chirurgien, une connaissance exacte
des parties, une grande dextérité, et une habitude
consommée ; un ignorant ne doit pas s'en charger ;
car, quelque instrument qu'il emploie, il produira
des ravages. Mais, nous le répétons, tous les moyens
ont échoué ; se décidera-t-on alors à faire la ponction de la vessie avant d'essayer un moyen héroïque
que des praticiens d'un grand mérite mettent journellement en usage avec le plus grand succès ? Nous
avons vu des exemples assez nombreux de réussite,
et nous avons des raisons suffisantes pour adopter
l'instrument dont il s'agit.

« Avec les sondes coniques , dit M. le professeur
« *Boyer* , on se fraie comme une route artificielle
« dans la route même de la nature, ou, en d'autres
« termes, une sorte de ponction dans l'urètre même. »
Mais ici plus que partout on, doit avoir présent à
l'esprit les altérations que l'urètre peut subir dans
l'état morbide, et l'on parviendra , aidé de connais-
sances anatomiques exactes, à sonder sans danger ,
si l'on suit les préceptes tracés par l'auteur.

« Le malade étant couché sur le bord gauche du
« lit , le chirurgien enfonce la sonde, bien graissée
« d'huile, doucement dans l'urètre jusqu'au rétrécis-
« sement ; lorsqu'elle y est parvenue , il porte pro-
« fondément dans l'intestin rectum le doigt indica-
« teur de la main gauche , enduit de cérat; ensuite
« il pousse en arrière la verge sur la sonde, qu'il tient
« entre le pouce et le côté radial du doigt indica-
« teur à demi fléchi; et comme les doigts peuvent
« glisser sur la sonde , et que par-là une partie de la
« force qu'on est obligé d'employer pour la faire
« avancer serait perdue, on doit placer entre elle
« et les doigts un morceau de linge. Les choses étant
« dans cet état, le chirurgien enfonce la sonde sui-
« vant la direction de l'urètre, sans l'incliner ni d'un
« côté ni de l'autre, avec une force proportionnée
« à la résistance qu'il éprouve. Le doigt indicateur de
« la main gauche qui sert, pour ainsi dire, de con-
« ducteur à la sonde, fait connaître si en avançant
« elle conserve la direction de l'urètre, ou si elle
« s'en écarte; et, dans ce dernier cas, de quel côté il
« faut la porter pour la ramener à cette direction.
« La profondeur à laquelle la sonde a pénétré , sa

« direction, et la facilité d'en abaisser le pavillon,
« font présumer qu'elle est parvenue dans la vessie;
« alors on retire le stylet; et, si l'urine s'écoule, la
« présomption se convertit en certitude : l'opération
« est terminée; mais, comme l'urine commence à sor-
« tir aussitôt que l'ouverture latérale de la sonde qui
« est la plus voisine de son bec a dépassé le col de
« la vessie, et que l'instrument n'excède ce col que
« d'environ quatre ou cinq lignes, il convient de
« l'enfoncer un peu plus dans la vessie, en prenant
« garde toutefois de la pousser trop avant, crainte
« de blesser les parois de ce viscère. »

La sonde conique peut donc être d'une grande
utilité dans le cas où il est urgent de donner issue
aux urines. Mais dans les autres circonstances, c'est-
à-dire quand le malade peut encore uriner, ou bien
quand il vient de vider sa vessie, il est prudent de
se frayer une route au moyen de bougies que l'on
fixe contre l'obstacle pendant quelques heures. Quelle
que soit la manière d'agir de ce moyen, il est cons-
tant qu'il réussit presque toujours, et qu'après un
séjour de douze à quarante-huit heures au plus de
la bougie dans le canal, il est facile ensuite d'introduire une sonde sans s'exposer aux fausses routes,
à moins qu'il n'existe plusieurs rétrécissemens. Cette
méthode produit des résultats extrêmement avantageux; aussi les partisans de la cautérisation se sont
bien gardés de la décrire, afin de cumuler plus
à leur aise les inconvéniens des sondes. Il paraît
qu'*Andrée* est le premier qui l'ait employée dans la
vue que nous indiquons. Il se servait de bougies
dont il était l'inventeur, les introduisait jusque sur

l'obstacle et les laissait en place sans chercher à le franchir ; en agissant de cette manière il parvenait à soulager ses malades presque sans les faire souffrir. On peut lire dans son ouvrage sur les maladies des voies urinaires plusieurs observations très-intéressantes sur ce point. *Chopart* a vanté cette méthode, et a parfaitement indiqué que les bougies devaient être fixées et appuyées sur l'endroit qui s'opposait à leur passage.

Depuis très-long-temps M. *Dupuytren* la met en usage avec le plus grand succès, et chaque jour il a démontré l'excellence d'un moyen qu'on peut regarder comme héroïque. Nous savons que ces bougies, appliquées sur une callosité ulcérée, peuvent à la rigueur faire unefausse route; mais on a n'en a cité que des exemples extrêmement rares ; d'ailleurs ces fausses routes offriraient bien peu de danger.

Les bougies que l'on fixe contre l'obstacle conviennent non-seulement quand le malade peut encore uriner et que l'on a un ou plusieurs jours pour agir, mais encore quand la rétention est complète, et que la vessie n'est pas très-distendue. Effectivement il est remarquable qu'ordinairement quelques heures suffisent pour atteindre le but qu'on se propose, c'est-à-dire pour dilater l'endroit rétréci du canal au point de permettre l'introduction d'une sonde fine. A peine l'instrument est-il en place qu'il détermine une sécrétion muqueuse abondante, et une sorte de retraite des parois resserrées de l'urètre. On franchit ainsi lentement les obstacles sans avoir à redouter le moindre accident.

Ainsi donc la méthode dont il est question offre

(134)

l'immense avantage d'être à la fois peu douloureuse, d'agir avec lenteur sans pouvoir occasioner de rupture, et d'exempter presque toujours du cathétérisme forcé ; on la seconde d'ailleurs suivant les indications par la saignée, par les cataplasmes émolliens, par les fomentations et par les bains généraux, les lavemens, etc.

Ducamp préconise une autre manière de rétablir le cours de l'urine , lorsque la rétention est complète. Nous rapportons les propres expressions de l'auteur : « Je prends une bougie fine de gomme « élastique, et je l'introduis doucement dans le « canal. Si je parviens à lui faire franchir l'obstacle, « je la laisse en place jusqu'à ce qu'une forte envie « d'uriner se fasse sentir ; je retire alors doucement « la bougie : l'urine se précipite dans l'espace que « cet instrument occupait, et sort par un petit jet. « Quand le malade a uriné autant qu'il lui est possible, j'introduis de rechef la bougie, et je la laisse « jusqu'à ce qu'une nouvelle envie d'uriner se fasse « sentir. » Plus loin : « Si je ne puis passer la bougie, « je n'emploie pas la force pour la faire pénétrer, je « la retire. Je prends une empreinte du rétrécissement, et j'introduis une petite bougie au moyen « d'un conducteur; je remplace immédiatement cette « bougie par une plus grosse; quand le besoin d'uriner « se fait fortement sentir, je retire à la fois la bougie « et le conducteur, et le jet part » (1). On seconde ces manœuvres par l'emploi des antiphlogistiques.

Tel est le procédé que *Ducamp* croit imman-

____

(1) Traité des rétentions d'urine, 2ᵉ édition, p. 218.

quable, et sur lequel il s'appuie pour rejeter complétement et dans tous les cas le cathétérisme forcé. Il assure positivement qu'il lui a toujours réussi. Si cette assertion est vraie, nous doutons qu'on puisse l'adopter dans toute sa rigueur. En effet, quand on considère la force que l'on est quelquefois obligé d'employer pour vaincre certains obstacles, l'étendue de ces derniers, leur multiplicité ; quand on se rappelle les tourmens du malade, les épreintes qu'il éprouve, et qui ne sont pas précisément des envies d'uriner, on ne conçoit pas comment une bougie peu résistante peut pénétrer et rétablir le cours de l'urine. Nous nous fondons d'ailleurs sur ce que, dans la méthode précédente, dans laquelle on fixe l'instrument contre l'obstacle pendant quelques heures, l'endroit rétréci est manifestement élargi, puisqu'une petite sonde passe ensuite sans difficulté ; et cependant, quand on retire la bougie, l'urine ne s'écoule pas au dehors. Nous ne prétendons pas que *Ducamp* ait avancé une chose qu'il n'a pas observée ; mais nous croyons que le procédé qu'il indique pour le cas dont il est question est beaucoup trop lent, qu'on ne peut guère compter sur son efficacité, que néanmoins on peut le tenter sans inconvénient.

Comparaison des méthodes par dilatation et par cautérisation.

Nous arrivons à la discussion d'une question très-délicate, et qui est loin encore d'être tout-à-fait décidée ; il est donc important de l'examiner avec toute l'attention qu'elle mérite, afin de voir jusqu'à quel point sont fondés les reproches que les partisans de l'une et l'autre méthode se sont faits réciproquement.

Le rétrécissement de l'urètre étant reconnu, on peut y remédier par deux méthodes différentes: tantôt on a seulement pour but de dilater le canal; tantôt, au contraire, on détruit l'obstacle à l'aide des caustiques. Quel que soit le moyen que l'on mette en usage, on a plusieurs inconvéniens à redouter, plusieurs accidens à prévenir. Tâchons de les indiquer d'une manière succincte, et de présenter comparativement les avantages des deux méthodes.

Méthode par dilatation. — La dilatation de l'urètre s'opère par le moyen des bougies ou des sondes.

Les bougies ne sont guère applicables que dans les cas où l'obstacle est peu étendu, et son ouverture encore assez large, parce que ces instrumens n'ont pour ainsi dire aucune force, et qu'ils sont arrêtés par la plus faible résistance. Des brides accidentelles de la membrane muqueuse formées par des replis de cette membrane, des lacunes de l'urètre peuvent s'opposer aussi à l'introduction des bougies; celles-ci peuvent encore, lorsqu'on les enfonce avec une certaine force, se replier sur elles-mêmes. Ces derniers inconvéniens existent à un plus haut dégré, si le rétrécissement est très-étendu, ou s'il est multiple; et plus la bougie sera fine, plus ils seront à craindre. Ainsi, les bougies ne peuvent guère être employées que pour les cas de coarctation commençante, et pour détruire des nodosités peu avancées, ou pour favoriser la cicatrice de certaines ulcérations.

Supposons que les circonstances soient heureuses, et que ce procédé puisse être mis en usage, d'abord la première introduction de la bougie peut être très-douloureuse ; mais cela se rencontre beaucoup plus rarement que certains auteurs l'ont dit ; ce qui tient uniquement à l'excessive sensibilité du sujet. D'ailleurs , on ne peut pas, à la rigueur, regarder cette occurrence de la douleur comme un inconvénient grave, et inhérent au procédé ; car on peut facilement, à l'aide des moyens qui ont été indiqués, habituer l'urètre au contact du corps étranger ; en outre , si l'on devait faire ce reproche à l'emploi des bougies, il serait applicable à tous les procédés par une raison qu'il est inutile d'indiquer.

En épuisant graduellement la sensibilité du canal, c'est-à-dire en laissant peu de temps la bougie d'abord, et plus long-temps ensuite, on évite nonseulement la douleur, mais encore les inflammations , les abcès , etc. , accidens qui surviennent presque toujours , parce qu'on néglige des précautions accessoires indispensables. En effet , lorsque l'irritation produite par la présence du corps dilatant est vive, il faut absolument la tempérer par l'usage des antiphlogistiques.

Le traitement par l'usage des bougies est toujours extrêmement long, et il faut souvent trois, six et même neuf mois pour l'achever (1). Cette circonstance le rend très-assujétissant et d'une incommodité vraiment rebutante ; les malades sont obligés de retirer la bougie chaque fois qu'ils veulent uriner, et

______

(1) Richerand , nosographie chirurgicale, tome III , p. 507.

de la replacer ensuite, ce qui demande une patience à toute épreuve, et des précautions continuelles qu'il est bien difficile d'observer exactement. Il est également positif que cette méthode n'est que palliative, et qu'elle est presque toujours suivie de récidive assez prompte, par la raison qu'il est impossible d'introduire des bougies assez grosses pour rendre à l'urètre sa capacité ordinaire.

D'après ces considérations, on voit que l'on peut rarement compter sur les bougies pour la cure radicale des rétrécissemens ; mais nous observerons que cela ne s'entend guère que des rétrécissemens anciens, et existant chez des vieillards : lorsque cette maladie est récente, il est assez facile d'obtenir l'effet désiré.

Les sondes ne diffèrent des bougies qu'en ce qu'elles sont percées, suivant leur longueur, d'un canal destiné à être parcouru par l'urine. Les sondes métalliques, par lesquelles on est souvent obligé de commencer le traitement, occasionent une si grande irritation dans l'urètre et dans la vessie, qu'on doit les laisser séjourner le moins de temps possible : aussi se hâte-t-on de les remplacer par des sondes élastiques, le troisième ou le quatrième jour. Aujourd'hui on n'emploie pas les sondes métalliques aussi souvent qu'on le faisait il y a quelques années, et surtout à l'époque de *Desault*. On n'y a recours que dans les cas où celles de gomme élastique, fortifiées par leur mandrin, ne peuvent arriver dans la vessie. Toutefois, jamais il ne faut, comme nous l'avons vu, pénétrer de vive force dans cet organe sans avoir préalablement tenté de frayer la route

(139)

par le moyen d'une bougie, à moins que le réservoir urinaire ne menace de se rompre. En effet,
on ne peut pas se dissimuler que le cathétérisme
forcé n'expose à pratiquer des fausses routes, ce
fâcheux résultat dans lequel le bec de la sonde
s'écarte de l'urètre et chemine dans les chairs, est
arrivé, assure-t-on, à des praticiens très-distingués.
Mais alors n'a-t-on pas agi avec trop de témérité
et de hardiesse ? En procédant à l'opération d'après
les préceptes indiqués par nos auteurs, et en diri-
geant la sonde avec le doigt indicateur placé dans
le rectum, une main exercée suivra presque toujours le trajet du canal.

Lorsqu'on traite un rétrécissement de l'urètre par
le moyen des sondes, ces instrumens doivent séjourner dans la vessie, être changées lorsqu'elles
deviennent mobiles dans le canal, et continuées
pendant un espace de temps suffisant pour opérer la
plus grande dilatation possible. On a reproché à cette
méthode plusieurs inconvéniens qui sont le résultat
de l'irritation occasionée par le séjour du corps
étranger. Effectivement il peut survenir sur un point
du canal des inflammations, des dépôts, plus tard
des fistules, etc. Ces accidens ont été observés plusieurs fois par *Chopart*, par *Dessault*, et par tous
les praticiens modernes, et présentent cela de fâcheux, qu'ils mettent une entrave à la guérison ; car
ils augmenteront, si l'on ne fait pas abstraction de
la sonde ; et d'une autre part, si l'on retire cet instrument, le rétrécissement renaîtra. Mais nous observerons que ces inflammations arriveront beaucoup
plus rarement ; peut-être même ne surviendront

jamais, si l'on seconde l'emploi de la sonde par des antiphlogistiques locaux et généraux. Nous sommes persuadé que ces derniers moyens sont généralement beaucoup trop négligés. Le commun des chirurgiens croit avoir tout fait quand il a placé une sonde dans l'urètre ; et si malheureusement il survient quelqu'accident inflammatoire, on accuse la méthode, tandis que le praticien seul mérite des reproches.

Enfin, il est un inconvénient attaché à la méthode par dilatation, sur lequel on a beaucoup insisté dans ces derniers temps, et surtout depuis qu'on a voulu rajeunir l'application du caustique. On prétend que les sondes ne procurent jamais qu'une guérison palliative, et tôt ou tard le rétrécissement doit renaître, et renaît ordinairement à une époque très-peu reculée. L'on se fonde sur ce que, le méat urinaire n'ayant que trois lignes de diamètre, on n'introduit pas des sondes assez volumineuses pour rendre au canal sa capacité naturelle, qui doit être de quatre lignes. Nous nions positivement cette assertion ; car on voit tous les jours des individus qui ont été guéris depuis très-long-temps par l'emploi des sondes, et chez lesquels il n'est survenu aucune espèce de récidive. Nous savons cependant que le rétrécissement peut survenir de nouveau, et que même cela est commun ; mais alors il s'agissait de coarctations anciennes étendues ou multiples, ou existant sur des individus mal constitués ou avancés en âge : nous observerons en outre que la récidive a lieu ordinairement parce qu'on néglige un précepte très-important. Il faut en effet que la dilatation soit faite d'une manière lente et graduée, et que

le malade conserve pendant un temps très - long
la sonde la plus grosse que l'on a pu introduire.
D'ailleurs , s'il est vrai que l'on doive attribuer les
rechutes au défaut d'une dilatation complète de
l'urètre , le reproche que l'on a fait tomberait complétement , puisque l'on peut se servir des moyens
dilatans récemment proposés par *Ducamp*. Nous
venons de dire que le traitement par les sondes était
toujours très - long ; et c'est réellement là le seul
reproche que l'on puisse justement faire à cette
méthode ; en sorte que, s'il est une fois prouvé que
la cautérisation ne puisse pas occasioner d'accidens,
elle méritera sans contredit la préférence, puisqu'elle
est beaucoup plus expéditive.

De la Cautérisation. — Pour obtenir la cure radicale d'un rétrécissement de l'urètre par le moyen
du caustique, il faut 1° cautériser seulement l'endroit
rétréci du canal, et surtout le faire sans produire
d'accidens ; 2° employer des moyens propres à favoriser la formation d'une cicatrice d'une capacité
égale à celle du canal ; 3° enfin il faudrait que cette
cicatrice ne pût pas dans la suite se rétrécir elle-
même. Tous les procédés qui n'atteindront pas ce
but seront essentiellement mauvais et dangereux.
Nous n'examinerons pas ceux qui ont été proposés et
mis en usage par les chirurgiens anglais. *Ducamp* en
a fait ressortir tous les inconvéniens, et a introduit
une méthode de cautérisation qui surpasse de
beaucoup , sous tous les rapports, celle des praticiens d'outre-mer ; c'est donc à elle que nous nous
attacherons d'une manière spéciale , et nous allons
examiner si elle jouit effectivement de tous les avantages que son auteur lui attribue.

Le caustique que l'on emploie est le nitrate d'argent fondu; c'est effectivement le meilleur, et celui qui est le moins susceptible d'étendre son action au delà des parties touchées; néanmoins il n'est pas encore prouvé que cette action soit aussi limitée qu'on le dit; car la douleur continue encore quelques instans après l'application; ce qui tendrait à faire croire qu'on a dépassé le but proposé. La manière de fixer le caustique sur l'instrument qui le porte mérite la plus grande attention, et il est à craindre qu'il ne se détache et ne produise les ravages sur des parties saines.

Est-il possible, en supposant qu'on puisse prendre une empreinte exacte du rétrécissement, que le caustique n'agisse que sur l'obstacle lui-même? Si l'ouverture du rétrécissement siége précisément au centre du canal, il sera facile de ne toucher que les parties exubérantes ; mais si cette ouverture se trouve sur un côté, c'est-à-dire si le rétrécissement est déterminé par une portion seulement des parois, et si l'on porte le caustique sur l'ouverture, la destruction aura lieu en même temps sur une partie saine et sur une partie malade. Si au lieu de diriger le porte-caustique sur l'ouverture, on le met en contact avec l'obstacle lui-même, et qu'on le fasse agir suivant le précepte, en le tournant sur lui-même, il est difficile de concevoir qu'une partie saine ne soit pas endommagée. Il est donc évident pour nous qu'il n'est pas toujours possible de cautériser seulement les parties malades, c'est-à-dire l'obstacle ; et qu'ainsi il peut, comme on l'a observé, survenir une hémorrhagie. Ces inconvéniens seront d'autant plus à craindre, que les rétrécissemens seront plus étendus, plus nombreux, et qu'ils nécessiteront par conséquent un plus grand nombre d'applications.

Si le rétrécissement siége à la portion recourbée de l'urètre, ou bien très-près du col de la vessie, ou s'il est déterminé par un engorgement de la prostate, d'abord le procédé sera extrêmement difficile à mettre à exécution. Cela est si vrai, que l'auteur a été obligé d'imaginer pour ces cas un porte-caustique particulier, dont l'application est très-difficile, et peut occasioner des erreurs graves. Ensuite la cautérisation pratiquée sur des points d'une exquise sensibilité, sera, par cela même, extrêmement douloureuse; et pour peu qu'elle occasione d'inflammation ; elle pourra déterminer une rétention complète, et d'autres accidens très-graves.

L'application du caustique est en général, quoi qu'en dise *Ducamp*, très-douloureuse, et il suffit de la voir faire une fois pour en être convaincu. Cet auteur avance que la douleur est plus considérable que celle déterminée par l'introduction des bougies. Or, toutes les fois qu'on produit une vive douleur à l'aide d'un moyen essentiellement excitant, on doit redouter une inflammation ; et quoi de plus dangereux qu'une phlégmasie survenue sur un point déjà rétréci de l'urètre ? Nous savons que cet accident ne peut pas être considéré comme une chose très-ordinaire, à la suite de l'emploi du nitrate d'argent; mais encore cela est possible, et l'expérience l'a confirmé; on pourrait même citer des cas dans lesquels les inflammations subséquentes se sont terminées par gangrène, et ont occasioné la mort des malades.

Nous avons dit que ce n'était pas assez d'avoir détruit les obstacles existans dans l'urètre, et qu'il était indispensable de dilater ensuite fortement le canal : en effet, on produit souvent une large ulcération dont la cicatrice occasionerait un rétrécissement beaucoup plus grand que le premier, si elle n'était pas moulée sur un corps suffisamment dilatant ; c'est en grande partie sous ce point de vue que péchaient les procédés mis en usage par les chirurgiens anglais. On a vu souvent des individus arriver d'Angleterre, et venir en France réclamer des soins pour des rétrécissemens extrêmement étendus, et qui avaient été cautérisés un grand nombre de fois. « J'ai vu, dit M. *Boyer*, plusieurs malades « qui avaient été traités par ce procédé (il s'agit de « la bougie armée de *Hunter*) en Angleterre et ail- « leurs, et chez lesquels l'urètre s'est rétréci de nou- « veau, parce qu'ils avaient négligé d'introduire une « bougie de temps à autre. J'ai remarqué que ces ré- « trécissemens étaient d'autant plus considérables « et plus difficiles à surmonter que l'application du « caustique avait été plus souvent répétée ; au point « que, sur un malade qui avait subi quinze ou vingt « fois l'application de la pierre infernale, je n'ai ja- « mais pu franchir le rétrécissement avec une sonde « d'argent conique, presque pointue, poussée avec « toute la force possible (1). »

Ducamp prétend que les récidives survenues chez les malades opérés en Angleterre et ailleurs dépendent de ce que les chirurgiens n'ont jamais employé,

_____

(1) Boyer, Traité des Maladies chirurgicales, t. 9, p. 227.

pour favoriser la formation de la cicatrice, des sondes ayant plus de trois lignes de diamètre, et qu'en conséquence l'urètre restait nécessairement rétréci à l'endroit qui avait été cautérisé : il croit obvier à cet inconvénient et opérer une cure radicale, en obtenant une cicatrice de quatre lignes de diamètre, et aussi large que le canal lui-même. Mais ce qui est possible avec une cicatrice de trois lignes ne l'est-il pas avec une de quatre dans un temps plus long ? Et la récidive, quoique plus tardive, ne sera-t-elle pas toujours aussi inévitable ? D'une autre part, il est positif que, dans toutes les parties du corps, les cicatrices une fois formées, tendent à se condenser et à resserrer les tissus. On sait que dans le renversement de la paupière en dehors, si l'on incise transversalement la peau, et que l'on maintienne la paupière abaissée jusqu'à la cicatrisation de la plaie, la maladie paraît un moment guérie; mais bientôt la cicatrice devient plus étroite, plus dense, et la paupière se renverse de nouveau. L'inconvénient que nous signalons n'existe pas à un si haut degré, lorsque l'on emploie les sondes ; car alors on n'a pas toujours déterminé une ulcération, et dans les cas où cet effet a été produit, la cicatrice est nécessairement moins étendue que quand on a cautérisé. Et si l'on voulait, pour obtenir une dilatation aussi grande que possible, mettre en usage la bougie à ventre de *Ducamp*, très-certainement la récidive aurait lieu beaucoup moins souvent que dans les cas de cautérisation.

Les procédés employés en Angleterre offraient tant d'inconvéniens, que la cautérisation serait déjà bannie de la saine chirurgie, s'ils n'avaient été perfectionnés.

Bien que le procédé de *Ducamp* soit extrêmement ingénieux, et paraisse, au premier abord, remplir parfaitement le but proposé, il ne peut nullement, comme nous venons de le voir, prévenir les inconvéniens attachés à l'emploi du caustique ; il n'est pas exempt non plus de certains défauts. L'auteur annonça sa découverte avec tant d'assurance, que plusieurs praticiens distingués s'empressèrent de tenter un moyen, pour ainsi dire nouveau, toutefois avec la prudence et la réserve que l'on doit apporter dans ces sortes d'expériences. Les observations prouvèrent bientôt que les avantages de la cautérisation étaient exagérés. Néanmoins, il existe un grand nombre d'observations de succès ; il est donc évident que la méthode de *Ducamp* ne convient que dans un certain nombre de cas, et l'auteur s'est fait tort à lui-même en la vantant exclusivement au détriment des autres.

Dans la discussion publique qui eut lieu à la Faculté de Médecine sur cette importante question, M. *Lisfranc* cita les expériences de M. *Aumont*, chirurgien de la maison militaire du Roi. Ce dernier praticien s'est occupé d'une manière spéciale de la cautérisation, et a traité par ce moyen un grand nombre de malades ; son opinion est donc très-recommandable, puisqu'elle repose sur des faits bien constatés, et observés avec un esprit dénué de prévention. Il assure qu'il est impossible, quelque précaution que l'on prenne, d'obtenir une empreinte exacte du rétrécissement, au cul-de-sac du bulbe, et au delà ; cela se conçoit facilement, et la disposition anatomique de l'urètre en fournit l'explication. Il est évident que, si la cire à mouler parcourt en entrant ou en sortant une ligne courbe, elle s'appliquera d'une manière inexacte sur le lieu coarcté, et sera ensuite facilement déformée. D'ailleurs, comment mesurer positivement la longueur de l'obstacle, s'il est très-resserré, puisqu'une bougie assez solide ne peut le traverser dans le plus grand nombre des cas ? Effectivement, il est certain que ce n'est pas seulement l'étroitesse de l'ouverture qu'il faut considérer, mais encore la difficulté de la dilatation dans un tissu endurci. S'il est prouvé que la cire à mouler donne quelquefois de fausses empreintes, on sent combien il serait dangereux de porter le caustique sur un point dont on ne connaîtra pas parfaitement la disposition.

D'après ces raisons, M. *Aumont* pense que la cautérisation ne doit jamais être pratiquée à la distance de plus de cinq pouces du méat urinaire ; il pense également qu'on doit rejeter cette méthode toutes les fois que la longueur de l'obstacle dépasse un pouce. Il regarde aussi comme très-dangereuse la cautérisation pratiquée sur le bulbe, et au delà de ce renflement, tant sous le rapport des inflammations consécutives que sous celui des hémorrhagies et des rétentions d'urine. Le même praticien a vu survenir, dans un cas à la suite de l'emploi du caustique, une hémorrhagie tellement violente, qu'elle ne put être arrêtée que par la pression continuée du doigt sur le point qui avait été cautérisé.

En cautérisant seulement à la profondeur de cinq pouces, c'est-à-dire avant le lieu où l'urètre commence à se recourber, M. *Aumont* a guéri un très-grand nombre de malades. Plusieurs observations prouvent néanmoins, selon lui, que le rétrécissement peut récidiver au bout de six mois, deux ans, etc. (1)

CONCLUSION.

Il est donc positif : 1° que les partisans de la cautérisation ont exagéré les inconvéniens des sondes , et que le seul reproche plausible que l'on puisse faire à ces dernières consiste dans la longueur du traitement , et, selon toutes les apparences , dans l'impossibilité de dilater suffisamment l'urètre. Mais ce dernier inconvénient peut être écarté, si l'on met en usage les procédés dilatateurs proposés par *Ducamp :*

2° Que, si l'emploi des sondes expose à des accidens, la cautérisation en présente également de très-graves, lors même qu'elle est pratiquée à l'aide des meilleurs procédés , et même par les mains les plus exercées :

3° Que la cautérisation n'est pas toujours applicable et ne paraît convenir que chez les individus peu irritables, et dans les cas seulement où le rétrécissement n'est ni très-profond ni très-étendu :

4° Qu'on ne peut pas cependant rejeter complétement la nouvelle méthode, puisqu'elle a réussi un assez grand nombre de fois, et que, quand on aura précisé les cas où elle peut convenir, elle constituera un moyen très-utile et assez prompt de guérir les malades.

---

(1) M. Aumont assure avoir guéri, d'après les principes de la cautérisation chez l'homme, deux femmes qui étaient affectées de rétrécissemens de l'urètre, et qu'elles ont été parfaitement rétablies.

F I N.

www.ingramcontent.com/pod-product-compliance
Ingram Content Group UK Ltd.
Pitfield, Milton Keynes, MK11 3LW, UK
UKHW021528090726
13657UKWH00001B/470